Technische Sicherheitsprobleme im Operationstrakt

Entstehung von Bränden, Explosionen und anderen technischen,
insbesondere elektrischen Unglücksfällen

Maßnahmen zu ihrer Verhütung

Im Auftrag der Deutschen Gesellschaft für Anaesthesie
herausgegeben von *Hans Joachim Harder*

Springer-Verlag Berlin Heidelberg New York 1965

© by Springer-Verlag / Berlin · Heidelberg 1965
Library of Congress Catalog Card Number 64-25 815 /

ISBN-13: 978-3-540-03414-8   e-ISBN-13: 978-3-642-88361-3
DOI: 10.1007/978-3-642-88361-3

Titel Nr. 1250

Einleitung

Diese Monographie soll kein „Buch der Angst" sein. Sie soll vielmehr zeigen, wie unsachgemäße Anwendung eines großen Teiles der im Operationstrakt verwendeten chemischen und technischen Hilfsmittel zu Unglücksfällen führen kann und wie man diesen am besten vorbeugt. Sie soll weiterhin dem Kliniker die Kenntnis der damit verbundenen chemisch- und physikalisch-technischen Probleme näher bringen.

An erster Stelle müssen hier die zündfähigen Flüssigkeiten bzw. Dämpfe und die verdichteten oder verflüssigten Gase genannt werden. Neben Sauerstoff sind dies vor allem ein großer Teil der herkömmlichen Inhalations-Narkotika, welche auch in der modernen Anaesthesie weiter verwendet werden, neue Inhalations-Narkotika sowie Reinigungs- und Desinfektionsmittel — nicht zu vergessen ein Teil der vom Körperchemismus gebildeten Gase. Alle zuerst genannten Stoffe sind mit fast gleichbleibender Häufigkeit die Ursache für zahlreiche, oft verhängnisvoll ausgehende Unglücksfälle; ebenso genannt werden müssen die durch medizinische Geräte ausgelösten.

Ein Faktor, der im Operationstrakt von Jahrzehnt zu Jahrzehnt größere Bedeutung erlangt, ist die Elektrizität — einmal als Energiequelle für eine ständig anwachsende Zahl von Hilfsgeräten, zum anderen in Form von elektrostatischen Entladungsfunken durch die veränderte Bauweise von Krankenhäusern sowie durch Zunahme der verwendeten Kunststoffe. In ihrer Eigenschaft als Zündquelle für die o. a. Brände und Explosionen wird die elektrische Energie fast ebenso unterschätzt wie als Ursache für elektrische Unglücksfälle.

Im internationalen Schrifttum der letzten Jahrzehnte konnten weit über eintausend Veröffentlichungen gesichtet werden, welche sich mit diesen Problemen befassen oder bzw. und über insgesamt 892 Brände, Explosionen und sonstigen, insbesondere elektrischen Unglücksfälle berichten. Weitere 95 wurden in den vergangenen zehn Jahren selbst in Erfahrung gebracht. Bedauerlicherweise wird auf dem europäischen Kontinent — mit wenigen Ausnahmen — in dieser Beziehung weit zurückhaltender publiziert [3] als in den angloamerikanischen Ländern; bereits Anfang der 30er Jahre stellten GAUSS und MARGRAF fest, daß von 10 mitgeteilten Unglücksfällen nur 2 veröffentlicht wurden [4]. Die absolute Zahl der Unglücksfälle dürfte also wesentlich höher liegen! Trotz neuer Narkosemethoden muß auch weiterhin mit ihrem Auftreten gerechnet werden [5].

Der überwiegende Teil der erfaßten Unglücksfälle konnte in bezug auf Entstehungsursachen und Folgen ausgewertet werden und bildet — in Verbindung mit der experimentellen Forschung, zahlreichen Untersuchungen und den entsprechenden, schon bestehenden Vorschriften, Verordnungen, Normblättern und Richtlinien — die Grundlage zu dieser Monographie.

Um den Rahmen nicht mit zuviel theoretischen Betrachtungen zu sprengen, wird hiervon nur das unbedingt Notwendige gebracht und u. a. auf die ausgezeichneten und ausführlichen Bücher bzw. Schriften von JOHST [86, 87], GUEST, SIKORA und LEWIS [54, 55], NABERT/SCHÖN [117], MacINTOSH, MUSHIN und EPSTEIN [111], KOEPPEN und PANSE [94] sowie GRESSER [50] hingewiesen.

Abschließend sei darauf aufmerksam gemacht, daß für unseren Klinikbetrieb die bisher bestehenden physikalischen Daten bzw. Vorbeugungs- und Schutzmaßnahmen maßgebend sind, die in deutschen Vorschriften, Verordnungen, Normblättern und Richtlinien niedergelegt sind.

Danken für die freundliche Unterstützung möchte ich besonders Herrn Regierungsrat Dipl.-Ing. K. NABERT (Physikalisch-Technische Bundesanstalt, Institut Braunschweig) sowie den Herren Dr.-Ing. W. KEBBEL (Siemens-Reiniger-Werke, Erlangen), Obering. R. DÖDERLEIN (Elektrisches Prüfamt 3, München) und Prof. Dr. H. v. SEEMEN (Ehem. Chefarzt der Chirurgischen Abteilung des Städtischen Krankenhauses München-Schwabing).

München, April 1964   Dr. med. HANS JOACHIM HARDER
Leitender Arzt der Anaesthesie-Abteilung
des Städtischen Krankenhauses
München-Schwabing

Inhaltsverzeichnis

Inhaltsverzeichnis

Inhaltsverzeichnis

A. Narkose-Brände und -Explosionen

1. Statistisches

In den zahlreichen Veröffentlichungen der vergangenen Jahrzehnte erscheinen recht unterschiedliche Angaben über die Häufigkeit von Narkose-Bränden und -Explosionen (Teil A) — so berichten u. a. HENDERSON [67] im Jahre 1930 bei 163 000 Anaesthesien mit entzündbaren Mitteln über etwa 11 Explosionen pro 100 000, und WOODBRIDGE [184] im Jahre 1939 bei 2 330 000 Anaesthesien über einen Durchschnitt von 2—4 pro 100 000. Am naheliegendsten erscheint somit der Bericht des englischen Gesundheitsministeriums [14], in welchem von 1947—1954 bei 860 000 Anaesthesien 36 Brände und Explosionen erfaßt wurden.

Über die Häufigkeit von anderen und ungewöhnlichen Arten von Bränden und Explosionen (Teil B) sowie anderen technischen, insbesondere elektrischen Unglücksfällen (Teil C und D) in Kliniken sind bislang keine statistischen Erhebungen bekannt.

Insgesamt wurden 987 Unglücksfälle registriert, von denen 918 auf Brände und Explosionen bzw. andere Ursachen entfallen und 69 auf elektrische Unfälle. Von ersteren lagen in einer Reihe von Veröffentlichungen [14, 21, 32, 45, 47, 48, 69, 92, 134, 151, 152, 185] bereits Auswertungen vor, die sich durch die zahlreichen Einzelfälle auf zusammen 617 erweitern ließen, während bei 301 Fällen entweder Agens, auslösende Ursache oder Auswirkung nicht bekannt waren; die zum Teil auch selbst in Erfahrung gebrachten 69 elektrischen Unfälle ließen sich vollständig auswerten.

2. Grundbedingungen

Die physikalischen Voraussetzungen für das Entstehen von Bränden und Explosionen sind oft gar nicht oder nur unzureichend bekannt, wobei die Indolenz vieler Personen gegenüber dieser Gefahr eine wichtige Rolle spielt.

Tabelle 1.
Verteilung der Ursachen für Brände und Explosionen sowie deren Auswirkungen

	Chloräthyl		Äther		Cycloprop. (N₂O Äth.) O₃	Äthylen	Hautreinigung u. Desinfektion	Komprim. Gase	Endog. Gase (im Körper verbl. Gase)	Unglücksf. abseits v. Op.	Gesamt	Entspr. %
	Luft	O₂	Luft	(N₂O) O₂								
Stoß, Fall / Fett, Öl / Mechan. Funken			2	3				34		5	44	7,1
Heiße Oberflächen, Offenes Feuer	5		25	35	3	14	2	13		7	104	16,9
Installation, Kurzschlüsse (Elektrische)			10				1	1		1	13	2,2
Fußschalter, Verläng. Kabel (Elektrische)			6							1	7	1,1
Pumpen, Hilfsgeräte (Elektrische)			84	26	7	24					141	22,9
Leuchten, Endoskope (Elektrische)			5	1	3	1					10	1,6
Röntgengeräte (Elektrische)	1	2	9	11	1					1	25	4,1
Chirurg. Geräte (Elektrische)	3	.	27	40	12	5	16		17		120	19,4
Statische Elektrizität			2	68	39	38			4	2	153	24,8
Gesamt	9	2	170	184	65	82	19	48	21	17	617	100,0
Entspr. %	1,5	0,3	27,6	29,8	10,5	13,3	3,1	7,8	3,4	2,8		100,0
Todesf. Pat.			7	38	25	20	3	12	2		107	
Todesf. Pers.			3	1		1		3		4	12	
Entspr. % Pat.			1,1	6,2	4,1	3,2	0,5	1,9	0,3			17,3
Entspr. % Pers.			0,5	0,2		0,2		0,5		0,6		2,0
Lungenverletzungen Pat.				9	7						16	2,6
Lungenverletzungen Pers.												
Trommelfellverletzungen Pat.												
Trommelfellverletzungen Pers.				9		2		1			12	1,9
Verbrennungen Pat.	5		6	13	1	1	11	7			44	7,1
Verbrennungen Pers.			10	23		5		7		6	51	8,3
Splitter- od. sonst. Verletz. Pat.	1		4	22	4	9	2	4	9		55	8,9
Splitter- od. sonst. Verletz. Pers.			2	30	11	9		4			56	9,1
Gesamt Pat.	6		10	44	12	10	13	11	9		115	
Gesamt Pers.			12	62	11	16		12		6	119	
Entspr. % Pat.	1		1,6	7,1	1,9	1,6	2,1	1,8	1,5			18,6
Entspr. % Pers.			1,9	10,0	1,8	2,6		1,9		1		19,2

Legende:
Die hohe Zahl von 359 Unfällen bei Äther, verglichen mit 80 bei Äthylen und 62 bei Cyclopropan entspricht etwa dem Verhältnis der anfangs aufgeführten Statistik von WOODBRIDGE [*184*], in welcher sich das Verhältnis von 1 750 000 Äther- zu 330 000 Äthylen- und 250 000 Cyclopropan-Narkosen findet. Narcylen wurde, da es nur noch historisches Interesse hat, nicht mehr aufgeführt.

Die eingehende Besprechung der einzelnen Zusammenstellungen von Tab. 1 findet sich jeweils unter den Buchstaben A—C.

2.1 Vorhandensein eines zündfähigen Stoffes

Zündfähige Narkose-Gase und -Dämpfe bzw. deren Gemische, ebensolche Haut-Reinigungs- und Desinfektionsmittel, sowie einige physiologische Körpergase ergeben in Verbindung mit Luft bzw. Sauerstoff zündfähige Gemische. Der Zündbereich eines Luftgemisches erweitert sich mit zunehmendem Sauerstoffgehalt — also mit Abnehmen der chemisch trägen Stickstoffmoleküle — beträchtlich nach oben hin. Die Wahrscheinlichkeit einer Explosion wächst natürlich mit der Weite des Explosionsbereiches des jeweiligen Gemisches. Ob ein solches Gemisch bei bzw. von der Explosion zur Detonation übergeht, hängt außer von der Konzentration des Stoffes in Luft bzw. Sauerstoff weiterhin von der Art des Volumens und von der Intensität der Zündquelle ab.

2.2 Vorhandensein von Luft oder Sauerstoff

Bei z. B. Äther-Luft-Gemischen (Stickstoffanteil!) treten im Rahmen des klinischen Betriebes (Schimmelbusch-Maske, Junker-Apparat etc.) vorwiegend schwache Explosionen (Verpuffungen) auf, die nicht zu Explosionsschäden führen, sondern lediglich Folgebrände auslösen. Das gleiche könnte für die gebräuchlichen Kohlenwasserstoff-Gase gelten, wenn sie in einer etwa so niedrigen Konzentration und eben als Luft-Gemisch klinisch verwendbar wären. Sauerstoffangereicherte oder reine Narkotikum-Sauerstoff-Gemische (Richardson-Bottle, Narkose-Gerät) verbrennen jedoch innerhalb der später aufzuführenden Zündgrenzen fast ausnahmslos mit hoher Geschwindigkeit (kräftige Explosion). Einen Parallelvorgang stellen die Explosionen von festen brennbaren Stoffen in Sauerstoff oder in sauerstoff-angereicherter Luft (Sauerstoffzelte etc.) dar: Die Zellen von natürlichen Fasern (Watte, Verbandsmaterial, Hemden, Kittel etc.), die Sauerstoff ausgesetzt sind bzw. waren, halten diesen über längere Zeit und können sprengstoffartig verbrennen.

2.3 Vorhandensein einer Zündquelle

Innerhalb dieser letzten Grundbedingungen ist die Bedeutung von heißen oder glühenden Oberflächen und offenen Flammen in den letzten Jahren weit in den Hintergrund getreten, während die der elektrischen Funken und Lichtbögen als Ursache für Unglücksfälle entsprechend zugenommen hat. Mit der steigenden Verwendung von Kunststoffen im Krankenhausbau und klinischen Betrieb ist hierbei jedoch eine Verschiebung zu den elektrostatischen Entladungsfunken hin zu verzeichnen.

3. Allgemeines über Brände und Explosionen

Um Verwechslungen innerhalb dieser für den Nicht-Physiker recht schwierigen und auch nicht immer einheitlichen Nomenklatur vorzubeugen, werden die folgenden, einheitlichen Begriffe angewandt:

3.1 Begriffsbestimmungen

Zündfähige Stoffe sind bestimmte Gase, Flüssigkeiten, Dämpfe/Nebel, Staub und die bereits unter A 2.2 erwähnten Stoffe mit großer Oberfläche wie Watte etc., die im Gemisch mit Luft oder Sauerstoff bei bestimmten Konzentrationen nach Entzündung brennen oder explodieren können.

Auf eine Einteilung der zu besprechenden Stoffe in *Zündgruppen* bzw. *Explosionsklassen* nach VDE 0165 kann im Rahmen dieser Schrift verzichtet werden.

Der Flammpunkt ist nach DIN 51 755 bzw. 51 758 die niedrigste Temperatur (bezogen auf einen Druck von 760 Torr), bei der sich in einem geschlossenen Raum aus der betreffenden Flüssigkeit nach festgelegten Bedingungen Dämpfe in solcher Menge entwickeln, daß sie mit der über dem Flüssigkeitsspiegel stehenden Luft ein durch Fremdzündung entflammbares Gemisch ergeben — also ein Gemisch, dessen Konzentration an Dampf die untere Zündgrenze überschritten hat.

Dieser Begriff ist innerhalb des Textes nur für die Desinfektionsmittel, insbesondere für ihre Lagerung, von Interesse.

Als *Entzündung* bezeichnet man nach DIN 51 794 die Reaktion eines Gemisches unter deutlich wahrnehmbarer Flammenerscheinung und/oder Verpuffung, wenn diese während eines Zündverzuges von höchstens 2 min einsetzt (in der Regel 2 min).

Die Einleitung und Fortpflanzung einer Reaktion in einem explosiblen Gemisch ist ein von vielen Größen abhängiger und somit komplizierter Vorgang. Hier sollen jedoch nur einige für die Beurteilung der Zündgefahren und insbesondere für die Anwendung der Kennzahlen wesentlich erscheinende Gesichtspunkte herausgestellt werden.

In einem vorgegebenen Volumenteil eines explosiblen Gemisches hängt der Stoffumsatz je Zeit- und Volumeneinheit u. a. von der Temperatur des Gemisches ab. Er wächst mit der Temperatur annähernd exponentiell, so daß bei höheren Temperaturen eine Reaktion innerhalb einer sehr kurzen Zeit abläuft. Dagegen ist bei niedrigen Temperaturen — z. B. in den hier vornehmlich in Frage kommenden Gemischen bei üblichen Raumtemperaturen — der Umsatz in der Regel sehr gering (langsame Reaktion). Da die bei einem Umsatz freiwerdende Reaktionsenergie das Gemisch jedoch erwärmt, müßte auch bei geringen Ausgangstemperaturen mit einem Temperaturanstieg bis zum vollständigen Abschluß des Umsatzes gerechnet werden, sofern eine Energieabgabe an die Umgebung vermieden wird. In der Regel läßt sich aber die Energieabgabe nicht restlos verhindern. Somit setzt in einem Volumenteil eine schnelle Reaktion erst dann ein, wenn die je Zeit- und Volumeneinheit freiwerdende Energie größer als die an die Umgebung abgeführte Energie ist.

So wird z. B. bei Fremdzündung die schnelle, meist von Flammenerscheinungen begleitete Reaktion dadurch eingeleitet, daß einem bestimmten Volumenteil, dem sogenannten Zündvolumen, soviel Energie — durch eine Zündquelle — zugeführt wird, daß im Zündvolumen die vorgenannte Bedingung erfüllt ist. Zur Anregung einer schnellen Reaktion im Nachbarvolumen muß aber auch dem betreffenden Nachbarvolumen durch die vorangegangene Reaktion und u. U. auch durch die Zündquelle soviel Energie zugeführt worden sein, daß nunmehr auch in diesem trotz Energieabgabe an die weitere Umgebung eine beschleunigte Reaktion einsetzt. Erst wenn diese Voraussetzung auch in den weiteren Volumenteilen — und zwar weitgehend unabhängig von der Energie der Zündquelle — erfüllt ist, handelt es sich schließlich um eine selbständige Flammenfortpflanzung im explosiblen Gemisch, d. h. um eine Explosion.

Die geringste Energie, die zur Entzündung explosibler Gemische durch Fremdzündung benötigt wird, ist nicht nur von der Art der brennbaren Komponente abhängig, sondern variiert u. a. auch mit deren Konzentration im Gemisch mit Luft. Sie erreicht ihren Höchstwert bei den Explosionsgrenzen und ihren Niedrigstwert bei einer Konzentration, die in der Regel zwischen der Konzentration des stöchiometrischen Gemisches und dessen eineinhalbfachen Wert liegt und als zündwilligstes Gemisch bezeichnet wird. Der Niedrigstwert hängt u. U. auch von der Art der Zündquelle ab; er kann z. B. bei Entzündung durch elektrische Funken einen anderen Wert als bei Entzündung durch erhitzte Körper haben.

Übersteigt dagegen bereits bei den üblichen Raumtemperaturen die pro Zeiteinheit freiwerdende Reaktionsenergie die Energieabgabe an die Umgebung, so tritt — auch ohne Einwirkung einer Zündquelle — Selbsterwärmung ein, die eine schnelle Reaktion auslösen kann, sofern die zur Verfügung stehende Reaktionsenergie ausreichend groß ist. Die Möglichkeit einer solchen Selbstentzündung wächst nicht nur mit Verringerung der Wärmeabgabe, sondern auch mit der Stoffmenge, weil die insgesamt freiwerdende Energie mit dem Volumen, die Wärmeabgabe aber mit der Oberfläche des Volumens zunimmt. So können z. B. kleine Mengen zur Selbsterhitzung neigender Staubablagerungen harmlos, größere Mengen dagegen gefährlich sein. Die gem. DIN 51 794 bestimmten Zündtemperaturen liegen nur selten unter 150 °C.

Die Unterscheidung der Begriffe Selbstentzündung und Fremdentzündung ist für die Praxis von Bedeutung, die Angabe einer scharfen Grenze aber kaum möglich, es sei denn, man legt einen Zündtemperaturwert als Grenze fest. Die gem. DIN 51 794 bestimmte niedrigste Temperatur der erhitzten Wand eines Erlenmeyerkolbens, in dem sich das Gemisch gerade noch entzündet, wird deshalb auch zuweilen nicht wie hier als Zündtemperatur, sondern als Selbstentzündungstemperatur (self-ignition temperature) bezeichnet, obwohl u. a. die nicht behandelten Wandeinflüsse von entscheidender Bedeutung sein können.

Als *Zündtemperatur* gilt die in einer vorgeschriebenen Versuchsanordnung ermittelte niedrigste Temperatur einer erhitzten Wand, an der das zündwilligste Gas/Luft- oder Dampf/Luft-Gemisch des betreffenden Stoffes (bei einem Gesamtdruck von 760 Torr) gerade noch zur Verbrennung mit Flammenerscheinung angeregt wird. Gem. VDE 0165 ist das in DIN 51 794 bzw. ASTM D 286 — 58 T festgelegte Arbeitsverfahren anzuwenden. Der ermittelte Wert ist jedoch keine eindeutige Stoffkonstante; er hängt noch von Faktoren ab, deren Aufzählung hier zu weit führen würde. Von Bedeutung ist jedoch, daß im Innern größerer erhitzter Räume (etwa 1 l und mehr) noch etwas niedrigere Wandtemperaturen zur Entzündung führen. Streng genommen sind deshalb die Angaben auf Tab. 3 nur Vergleichswerte.

Unter *Zündbereich* (abgegrenzt durch untere und obere Zündgrenze) versteht man den Konzentrationsbereich in Vol.-%, in welchem die durch eine Zündquelle eingeleitete Entzündung bzw. Verbrennung des betreffenden Luft- oder Sauerstoff-Gemisches bei einer Anfangstemperatur von 20 °C und einem Anfangsdruck von 760 Torr fortschreitet.

Derselbe Begriff ist bei der Physikalisch-Technischen Bundesanstalt und im anglo-amerikanischen Schrifttum gleichbedeutend mit *„Explosionsbereich"* bzw. „Untere und Obere Explosionsgrenze".

Bei Flüssigkeiten wird zur Beurteilung anstelle der unteren und oberen Explosionsgrenze häufig der untere und obere Explosionspunkt (in °C) benutzt, d. h. die Temperatur, bei der die Konzentration des gesättigten Dampf/Luft-Gemisches die untere bzw. obere Explosionsgrenze erreicht. Die Temperatur, bei der das gesättigte Dampf/Luft-Gemisch explosibel wird, d. h. der untere Explosionspunkt liegt wenige Grad unter dem Flammpunkt. Dieser Zusammenhang ist für Alkohol als Beispiel in Abb. 1 mit Hilfe der Dampfdruckkurve dargestellt.

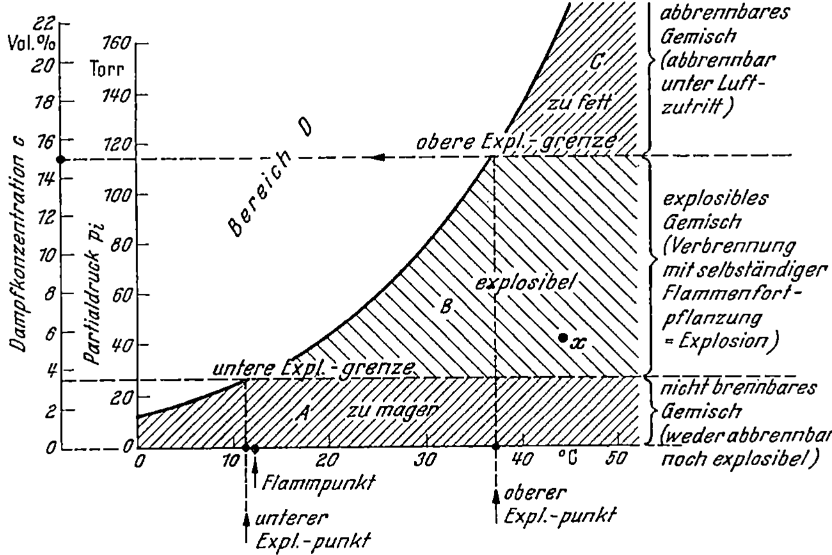

Abb. 1. Zusammenhang zwischen Explosionsgrenzen und Explosionspunkten, Bezeichnung der Konzentrationsbereiche und deren Verbrennungseigenschaften für Äthylalkohol als Beispiel (nach Nabert/Schön)

Legende:

Dampfdruckkurve: Partialdruck p_i (in Torr) oder Dampfkonzentration $c = 100\, p_i/p_0$ (in Vol.-%) (Gesamtdruck $p_0 = 760$ Torr) von gesättigtem Alkoholdampf/Luft-Gemisch als Funktion der Temperatur (Dampfdruck).

Bereich A bis C: In den schraffierten Bereichen sind die Dampf/Luft-Gemische nicht gesättigt; z. B. stellt der Punkt x ein ungesättigtes Dampf/Luft-Gemisch (5 Vol.-%) dar, das explosibel ist, obwohl die Gemischtemperatur (44 °C) über dem oberen Explosionspunkt (37 °C) liegt.

Bereich D: Dampfkonzentrationen oberhalb der Dampfdruckkurve — Naßdampfbereich — sind nur begrenzte Zeit existenzfähig. Durch Kondensation (Nebel- oder Tropfenbildung) sinkt die Dampfkonzentration auf den der jeweiligen Temperatur zugeordneten Dampfdruck der Flüssigkeit.

3.2 Oxydation — Brand

Der bekannteste chemische Vorgang ist die Oxydation, d. h. die exotherme Reaktion zwischen einem Element oder einer chemischen Verbindung und Sauerstoff. Läuft dieser Vorgang schnell und unter Wärme- und Lichtentwicklung ab, so sprechen wir von einer Flammenbildung oder von einem Brand, bzw. von einer Explosion, d. h. von einem exothermen Vorgang (eine endotherme Reaktion ist z. B. die Bildung von Stickoxydul aus Stickstoff- und Sauerstoff-Molekülen, bei der Wärme zugeführt werden muß).

Der Ablauf einer normalen Verbrennung ist dadurch charakterisiert, daß die entstehende Verbrennungswärme andere, noch unverbrannte Gemischteile durch Wärmeleitung auf ihre Entzündungstemperatur bringt und sich somit die Reaktion in das unverbrannte Gemisch hinein fortpflanzt. Ist die Strömungsgeschwindigkeit des Gemisches gleich der Verbrennungsgeschwindigkeit, so bildet sich eine „stationäre Flamme" aus (Bunsenbrenner mit geöffneter Luftdüse). Sieht man von den Strömungsvorgängen (Volumenausdehnung etc.) ab, betrachtet also die Flamme aus der Sicht eines mit der Strömungsgeschwindigkeit bewegten Beobachters, so liegt die Verbrennungsgeschwindigkeit in einem zündfähigen Gemisch — üblicherweise als „normale Verbrennungsgeschwindigkeit" bezeichnet — etwa in der Größenordnung von 1 m/sec.

Liegt das brennbare Gas bzw. der Dampf mit Luft *vorgemischt* vor — z. B. in einer Schwade —, so breitet sich darin eine Flamme für den ruhenden Beobachter mit einer von der Art des Stoffes und seiner Konzentration abhängigen Geschwindigkeit (Flammenausbreitungsgeschwindigkeit) von einigen m bis zu einigen 10 m/sec aus.

Ist dagegen in einem Bereich die Konzentration größer als die obere Entzündungsgrenze, handelt es sich also um ein zu fettes Gemisch, so muß die Möglichkeit eines Luftzutrittes berücksichtigt werden, durch welchen das Gemisch brennbar werden kann, d. h. durch den Luftzutritt entstehen Gemische mit einer Konzentration innerhalb der Zündgrenzen. Es brennt dann das zu fette Gemisch in Form von Diffusionsflammen ab.

Befindet sich das zu fette Gemisch in einem drucklosen Behälter, so brennt es zunächst an der Öffnung, entsprechend der hineindiffundierenden Luft ab. Da der Luftzutritt aber nicht vollkommen gleichmäßig erfolgt, führt der Auftrieb der heißen Gase bald dazu, daß einseitig Luft in den Behälter durch die Öffnung einströmt und an der anderen Seite die Flamme hochsteigt. Bei dem Mischvorgang mit der Luft entstehen außer der dünnen Diffusionsschicht (Brennschicht) der Flamme etwas größere Gemischmengen im explosiblen Bereich, die unter leichter Druckentwicklung verbrennen und zu einem sogenannten „Pumpen" der Flamme führen. Bei einer mehr oder weniger großen Zahl von solchen Pumpvorgängen kann in einem größeren Teil des Behälters ein explosibles Gemisch entstehen, welches zu weitreichenden Stichflammen führt bzw. explodiert. Oft ist dieser Vorgang von einem fauchenden Geräusch begleitet.

Bei der sogenannten „kalten Flamme" [17] handelt es sich um den unvollständigen Verbrennungsvorgang eines Gemisches: Sie kann unter Atmosphärendruck durch hochkonzentrierte Kohlenwasserstoff- oder Äther/Luft-Gemische hindurchwandern, wenn die Konzentration über der oberen Entzündungsgrenze liegt. Es bedarf hierzu u. U. keiner üblichen Zündquelle — vielmehr genügt es, daß z. B. Äther-Gemische bis auf etwa 100 °C erwärmt werden. Hierbei ist es jedoch möglich, daß „kalte Flammen" in „heiße Flammen" übergehen, wozu es natürlich eines Konzentrationsgefälles in den Entzündungsbereich bedarf — ein Vorgang, der sich in der Praxis kaum vermeiden läßt. Ist der Äther peroxydhaltig, so kann bei der Temperatur, bei der sonst die Lumineszenz einsetzt, eine heftige Explosion erfolgen.

Ist mit ausreichender Sicherheit die Konzentration der brennbaren Stoffe kleiner als die untere Explosionsgrenze, liegt also ein zu mageres Gemisch vor, so besteht keine Entzündungsgefahr; im Brandfall kann ein zu mageres Gemisch lediglich im Bereich einer anderen Flamme brennen.

3.3 Explosion

Die Explosion setzt vor der Entzündung ein Volumen voraus, in dem brennbares Gas bzw. brennbarer Dampf mit Luft oder Sauerstoff in solchem Massenverhältnis vorliegen, daß die Konzentration der brennbaren Bestandteile in Luft bzw. Sauerstoff innerhalb der jeweiligen Zündgrenzen liegen. (Im Gegensatz zur Diffusionsflamme, bei der das Volumen ganz klein — eben nur eine dünne Schicht ist.)

Während sich bei Explosionen die Reaktion vornehmlich durch Wärmeleitungs- und Diffusionsvorgänge fortpflanzt und durch die gleichzeitig entstehenden Gemischströmungen Flammengeschwindigkeiten von bis zu 100 m/sec eintreten, wird bei Detonationen die Reaktion durch Stoßwellen ausgelöst, welche Flammengeschwindigkeiten von einigen 1000 m/sec bewirken. Dieser Vorgang ist so zu verstehen, daß sich aus den bei der Explosion von ersten Gemischteilchen entstehenden Druckwellen eine jetzt steile Druckfront aufbaut, welche durch Verdichtung einen Temperaturanstieg und Zündung des noch unverbrannten Gemisches bewirkt. Die hierbei in Fortpflanzungsrichtung strömenden Abgase erzeugen Druckstöße von u. U. beträchtlicher zerstörender Wirkung.

Zur Verdeutlichung hierfür sei erwähnt, daß rd. 1 m³ Äther/Luft-Gemisch etwa der Wirkung von 1 kg herkömmlichen unverdämmten, d. h. nicht fest- bzw. starkwandig umschlossenen Sprengstoffes entspricht; bei der gleichen Menge Äther/Sauerstoff-Gemisch ist eine etwa fünffache Wirkung zu erwarten. Selbst eine in einem Raum vorhandene kleine Schwade von weit unter 1 m³ explosiblen Gemisches reicht aus, um erhebliche Zerstörungen zu verursachen, d. h. es können dabei bereits Fenster und Türen herausgedrückt werden — ganz abgesehen von den Auswirkungen auf Patienten und Personal.

4. Entzündungseigenschaften der verschiedenen Narkotika

4.1 Allgemeines

Mit der folgenden Darstellung soll gezeigt werden, daß fast alle Inhalationsnarkotika mit den klinisch allgemein gebräuchlichen Konzentratio-

Narkose-Brände und -Explosionen

nen mehr oder weniger im Zündbereich liegen oder in dessen unmittelbarer Nachbarschaft [24, 102].

Zwecks einprägsamerer Gegenüberstellung sind nur die (abgerundeten) Werte von Sauerstoff-Gemischen aufgeführt — nähere Angaben sowie die Zündbereiche mit Luft und Stickoxydul befinden sich unter A 4.4.

Tabelle 2. *Gegenüberstellung der Zünd- und Anwendungsbereiche der verschiedenen Narkotika in Sauerstoff in Vol.-%*

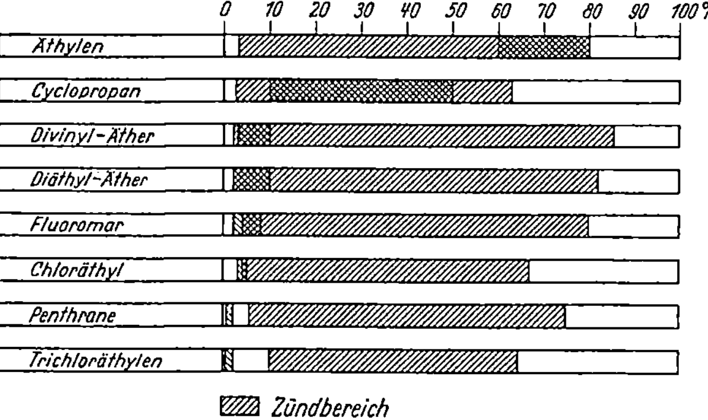

4.2 Mindestzündtemperaturen

Die zur Entzündung von Narkotika und anderen im Operationstrakt verwendeten bzw. vorkommenden Stoffen erforderlichen Zündquellen sind neben mechanischen Ursachen (Stoß, Fall) zündfähige Energiequellen wie

exotherme Reaktionen	— Selbstentzündung
physikalische Vorgänge	— Staub, Fett und Öl
mechanische Funken	— Reib-, Reiß- oder Schlagfunken
heiße Oberflächen	— nichtelektrische oder elektrische Betriebsmittel, einschl. Thermokautern oder sonstigen Wärmequellen
offenes Feuer	— Stichflammen, Zündhölzer, Flammen, Zigaretten etc.

sowie

elektrische Funken und Bögen	— Öffnen und Schließen von Stromkreisen, Kurzschluß etc.

und
elektrostatische Entladungsfunken.

In fast allen Fällen wird die erzeugte Wärme bzw. Energie nur an einen Teil des entzündbaren Gemisches abgegeben (s. A 3.2), so daß von einer sogenannten lokalen Zündung zu sprechen ist. Hierbei ist noch von Bedeutung, ob es sich um ein Gas-/Dampf-Luft- oder -Sauerstoff-Gemisch handelt. Bei Luft stellt die Masse der rd. 80% chemisch (und physikalisch) trägen Stickstoffmoleküle einmal eine Behinderung des zwischen Brennstoff- und Sauerstoff-Molekülen stattfindenden Verbrennungsprozesses dar, zum anderen ist — im Gegensatz zu Sauerstoffgemischen — nur eine begrenzte Anzahl dieser Vorgänge möglich. Hat jedoch die Schwade eines Luft-Gemisches ein entsprechend großes Volumen, so können sich, wie schon eingangs erwähnt, Explosionswellen aufbauen.

Die (Mindest-)Zündtemperatur, die in einem Gemisch die Reaktion so stark anregt, daß die Erhitzung bis zur Entflammung ansteigt, ist nur ein Bruchteil der bei der folgenden schnellen Verbrennung (Deflagration) erzeugten Temperatur, welche meist weit über 1000 °C liegt.

Wenn Zündtemperaturen angegeben und verglichen werden, kann dieses nur von Werten geschehen, die nach demselben oder praktisch gleichen Verfahren bestimmt sind. (Die Selbstentzündungstemperatur ist keine physikalisch-chemische Konstante, sondern ein von den Strömungs- und Reaktions-Wärmeabführungsverhältnissen abhängiger Wert.) Um Vergleiche der Zündgefährlichkeit der Stoffe zu ermöglichen, bemüht man sich um die Bestimmung dieser Kenngröße nach einem einheitlichen Verfahren, die einen für die meisten praktischen Fälle hinreichend sicheren Wert gibt. Es werden hier die bekannten Werte für die Entzündung in Luft beim Eintropfen des Stoffes in einen gleichmäßig erwärmten Erlenmeyer-Kolben nach DIN 51 794 angegeben (s. a. A 3.1 Begriffsbestimmungen).

Tabelle 3. *Mindest-Zündtemperaturen von Narkotikumgemischen in °C*

Agens	in Luft	in Sauerstoff
Äthylen	425	(485)
Cyclopropan	495	(540)
Divinyl-Äther	360	(327)
Diäthyl-Äther	170	(182)
Fluoromar		
Chloräthyl	510	(468)
Penthrane	460	

Legende:
Da einerseits mit DIN- bzw. ASTM-Werten vergleichbare Angaben für Sauerstoff noch fehlen, andrerseits die aus dem medizinischen Schrifttum entnommenen Werte [152] zu hoch erscheinen, werden letztere in Klammern aufgeführt. Im allgemeinen liegen die Mindest-Zündtemperaturen für Sauerstoff-Gemische um 50 °C oder mehr unter denen für Luft-Gemische.

Während für exotherme Reaktionen, sonstige physikalische Vorgänge und mechanische Funken keine Maßgaben oder Kennzahlen genannt werden können, stehen für heiße Oberflächen und offenes Feuer zumindest Temperatur-Vergleichswerte zur Verfügung (s. A 6.25, Tab. 14).

Bevor auf die Temperaturen von heißen Oberflächen elektrisch betriebener Geräte eingegangen wird, seien vorerst einige Grundbegriffe rekapituliert:

Elektrische Leiter (oder Konduktoren) sind feste oder flüssige Stoffe, bei welchen sich Elektrizität über den ganzen Körper ausbreitet und deren spezifischer Widerstand an sämtlichen Stellen auch unter ungünstigsten Bedingungen (z. B. bei niedriger Luftfeuchtigkeit) nicht größer als 10^6 Ohm · cm ist.

Solche Stoffe sind Metalle, Kohle, wäßrige Lösungen von Salzen, Säuren und Basen sowie der menschliche Körper.

Elektrische Nichtleiter (oder Isolatoren) sind feste oder flüssige Stoffe, bei denen die Elektrizität an der Stelle haftet, an der sie erzeugt wird und deren spezifischer Widerstand größer als 10^6 Ohm · cm ist.

Solche Stoffe sind Glas, keramische Produkte, Harze bzw. Gummi, Paraffin und eine Reihe weiterer chemischer Substanzen. Sie sind besonders bei den elektrostatischen Aufladungen (A 6.27) von Bedeutung.

Elektrischer Strom ist im allgemeinen ein langsames Strömen von Elektronen, die sich innerhalb der Atome der Leiter fortbewegen — man kann ihn annähernd mit dem in einem Rohr fließenden Wasserstrom vergleichen, wobei die eingebaute Wasseruhr die Gesamtmenge des Wassers, nicht aber die Stärke des Wasserstromes anzeigt.

Die Begriffe der Stromstärke (I), des Ampère, der elektrischen Spannung (U), des Volt und des elektrischen Widerstandes (R), des Ohm dürfen als bekannt vorausgesetzt werden. Ihre Beziehungen zueinander sind mit dem Ohmschen Gesetz

$$I = \frac{U}{R}$$

gegeben.

Die bei Definition der elektrischen Spannung in einem stromdurchflossenen Leiter erwähnte Wärme ist nun ein Zeichen dafür, daß hier eine Energieumwandlung vor sich geht, d. h. elektrische Energie wird in thermische umgewandelt — die Ursache für eine Vielzahl von (Narkose-)Bränden und Explosionen.

Eine bestimmte, pro sec erzeugte Wärmemenge ist sowohl der Spannung als auch der Stromstärke proportional (Joulesches Gesetz). Das Produkt aus Spannung und Stromstärke wiederum (Voltampère), das o. a. Watt, ergibt dann mit dem Zeitfaktor von 1 sec die

Wattsekunde (Ws)
= 1 Joule (J)
(= 0,239 cal)

Mindestzündtemperaturen

Da die Minimalenergien zur Entzündung von Narkosegasen allgemein unterhalb 1 J liegen, wird in diesen Fällen mit der entsprechenden kleineren Einheit (1/1000) gerechnet, dem

Milli-Joule (mJ)
(= 0,239 mcal)

Die als Wärme (H) erscheinende elektrisch-thermische Energie läßt sich nun mit der Formel

$$H = U \times I \times t$$

berechnen.

Hierzu ein Beispiel für ein Laryngo- oder Bronchoskop: Die Glühbirne am Ende des Instrumentes läßt einen Strom von 0,2 A fließen, und die Batterie hat eine Spannung von 3 V — bei nur 1 sec Betriebsdauer ergibt sich dann eine thermische Energie von

$$
\begin{aligned}
H &= 3 \times 0,2 \times 1 \\
&= 0,6 \text{ J} \\
&= 600 \text{ mJ}.
\end{aligned}
$$

Zu starke Erhitzung eines solchen Birnchens oder sein Zerbersten ermöglichen lt. Tab. 4c und 25 die Entzündung eines entsprechenden (Narkotikum-)Gemisches. Eine Reihe solcher Unglücksfälle ist auch aus der Narkosepraxis bekannt geworden.

Nicht minder gefährlich sind die allgemein üblichen Kerzen- oder Kugel-Glühlampen. Sie können bei einer Leistung von 50 ... 750 W an ihrer heißesten Stelle, der Lampenbrust, Temperaturen von 170 ... 265 °C annehmen; sind sie durch Überglocken geschützt, so können infolge der verringerten Wärmeabgabe sogar Temperaturen ... 365 °C entstehen.

Die Joulesche Wärme wird also in dem Moment gefährlich, in dem die Entzündungstemperatur eines Stoffes erreicht wird.

Anders verhält es sich bei Wärme-, Heiz- oder Schneidegeräten, die infolge ihres wesentlich größeren Widerstandes eine weit höhere Energiemenge erfordern, desgl. für elektrische Funken und Bögen — s. a. A 6.26. Der recht komplizierte Vorgang der Entzündung selbst ist jedoch noch von Faktoren abhängig, die hier nur kurz umrissen werden können:

a) Größe, Fläche, Gestalt und Substanz der Zündquelle —
so wird z. B. ein 20%iges H_2-Luftgemisch mittels einer 0,2 cm $\emptyset$ großen, hindurchlaufenden Kugel entzündet, wenn diese eine Temperatur von rd. 950 °C hat; bei 0,5 cm $\emptyset$ ist bereits nur noch eine Temperatur von rd. 800 °C erforderlich.

b) Dauer bzw. Menge der Energiezufuhr —
wird z. B. ein Elektro-Chirurgie-Gerät nur einmal kurz eingeschaltet, so reicht die Energie nicht immer aus, um eine kleine Menge eines entzündbaren Gemisches auf eine so hohe Temperatur zu bringen, die dann einen

Explosionsvorgang bewirkt. Ist die Schlinge dazu noch aus sehr dünnem Draht, so werden statt der allgemeinen Entzündungstemperaturen von Gemischen, die unter 500 °C liegen, sogar Temperaturen über 1500 °C notwendig — oder es wird eine an sich zur Entzündung ausreichende begrenzte Energiemenge auf einen zu großen Teil des Gemisches verteilt, wodurch die Maximaltemperatur letztlich doch unterhalb der notwendigen Entzündungstemperatur liegt.

4.3 Elektrische Mindestzündenergien

Die Mindestzündenergie für entzündbare Narkose-Gase oder -Dämpfe ist die elektrische Gesamtenergie, die bei einer Gemischtemperatur von 20 °C gerade noch zur Zündung ausreicht.

Bevor auf diese eingegangen wird, sind noch einige Erläuterungen zu den nur-entflammbaren Flüssigkeiten notwendig, d. h. zu den alkoholhaltigen Haut-Reinigungs- und Desinfektionsmitteln (s. B. 2.).

Um explosible Gemische zu entzünden, sind geringere Energien erforderlich als zur Entflammung einer brennbaren Flüssigkeit, deren Flammpunkt über der Verarbeitungstemperatur liegt. Bei einer nur-entflammbaren Flüssigkeit müssen durch die Energie der Zündquelle erst soviele Dämpfe erzeugt werden, daß ein explosibles Gemisch entsteht.

Angaben über die Mindestenergien solcher Flüssigkeiten können nicht gemacht werden. Es besteht lediglich die Annahme, daß die Auslösung eines Brandes mit der Größe und Einwirkungsdauer einer Zündquelle (offenes Feuer, Thermokauter, Elektrochirurgie-Gerät etc.) wächst. Als Zündquellen kommen die unter A 6.23—6.26 genannten in Frage — keinesfalls jedoch elektrostatische Entladungsfunken.

Der Mindestwert von Zündenergien in einem aus aufgeladener Kapazität und zwei Elektroden bestehendem Entladungskreis wird erreicht, wenn die Kapazität sehr klein und die Spannung somit sehr groß ist. Dabei sind insbesondere Abstand und Form der Elektroden ausschlaggebend, zwischen denen die Funkenentladung stattfindet. Vor dem Entstehen von Funkenentladungen treten jedoch Corona- oder Büschelentladungen auf, zu deren Ausbildung bereits geringe Ladungsansammlungen — auch auf Nichtleitern — ausreichen. Bei Funkenentladungen selbst bildet sich ein von der einen zur anderen Elektrode reichender schwach sichtbarer Entladungskanal aus.

Selbst die beim Zerbersten eines Bronchoskop-Glühbirnchens freiwerdende Energie von 0,6 mJ ist in der Lage — wie Tab. 4c zeigt — ein 3,5%-iges Äther/Luft- bzw. ein 3%iges Äther/Sauerstoff-Gemisch zu entzünden.

Die Mindestzündenergien sind nicht nur für elektrische Funken und Lichtbögen von Bedeutung, sie ermöglichen auch die Abschätzung von Ladungsansammlungen durch elektrostatische Aufladungsvorgänge.

Elektrische Mindestzündenergien

Die folgenden Tab. 4a und 4b [*54*] sollen Anhaltswerte für die Entstehung von (Mindest-)Zündenergien durch elektrostatische Aufladung geben (s. A 6.27).

Tabelle 4 a—c. *Anhaltswerte für Mindestzündenergien*

Tabelle 4 a. *Kapazität von Personen und Gegenständen in Pico-Farad (pF)*

Krankenfahren	130
Operationstische	210
Stehende Person	200
Auf einem Operationstisch liegende Person	200
Über *isoliertem* Operationstisch lehnende Person	300
Über *geerdetem* Operationstisch lehnende Person	400
Auf einem Metallschemel sitzende Person	1500

Tabelle 4 b.

Energien in Milli-Joule (mJ) bei verschiedenen elektrostatischen Aufladungen

		Elektrostat. Aufladung in Volt						
		500	1000	2000	4000	5000	10 000	20 000
		Energie in Milli-Joule						
Kapazität in	200	0.025	0.10	0.40	1.6	2.5	10.0	40.0
Picofarad	500	0.063	0.25	1.00	4.0	6.3	25.0	100.0

Tabelle 4 c. *Mindestzündenergien in Milli-Joule (mJ) von einigen Narkotika in Luft und Sauerstoff*

Agens	in Luft		in Sauerstoff	
	Gemisch-konzentration in Vol. %	Minimal-energie in 10^{-3} Joule	Gemisch-konzentration in Vol. %	Minimal-energie in Milli-Joule
Äthylen	7	0,085	23	0,009
Cyclopropan	6,3	0,17	16	0,001
Diäthyläther	5,1	0,19	14	0,001

Legende:

Erwirbt z. B. eine Person in nichtleitenden Gummischuhen mit einer Kapazität von etwa 500 pF nur eine elektrostatische Aufladung von rd. 1500 V und berührt ein (geerdetes) Narkosegerät, so ist die Energie des überspringenden Entladungsfunkens in der Lage, jedes der in der vorstehenden Tab. aufgeführten Gemisches zu entzünden.

4.4 Zündgrenzen in Luft, Sauerstoff und Stickoxydul

Liegt die Konzentration eines Narkotikum-Gemisches unterhalb der unteren Zündgrenze, so ist das Gemisch weder brennbar noch explosibel.

Überschreitet die Konzentration die untere Zündgrenze, so wird das Gemisch entzündbar, wobei Verbrennungsgeschwindigkeit und evtl. Explosionsdruck vorerst gering sind. Mit zunehmender Konzentration steigen diese Werte, um etwa im Bereich des stöchiometrischen Gemisches (*restlose* Verbrennung entspricht der Mole der chemischen Formel — in der Praxis nicht immer der Fall) ihren Höchstwert zu erreichen. Bei weiterer Erhöhung der Konzentration nehmen Verbrennungsgeschwindigkeit und Explosionsdruck wieder ab und erreichen mit der oberen Zündgrenze den Wert Null.

Liegt die Konzentration eines Narkotikum-Gemisches oberhalb der oberen Zündgrenze, so ist eine Explosion nicht mehr möglich — aber es kann bei Luftzutritt abbrennen, wobei der Verbrennungsvorgang in der Berührungszone stattfindet (s. a. A 3.2). Tritt dagegen das schon erwähnte Konzentrationsgefälle z. B. durch Zurückdrehen am Narkotikum-Dosimeter, Erhöhen des Sauerstoff- oder Stickoxydul-Anteiles oder durch eine sogenannte Sauerstoffdusche ein, so erfolgt ein fast augenblicklicher rückläufiger Übergang in den Zündbereich.

Stickoxydul-Sauerstoff-Gemische ohne entzündbare Narkotika können im klinischen Betrieb praktisch als harmlos bezeichnet werden, dagegen ist die Ansicht, Stickoxydul (N_2O) statt Stickstoff (N_2) als Verdünnungsgas verwenden zu können, d. h. als Vorbeugung gegen eine mögliche Entzündung, nicht nur irrig, sondern äußerst gefährlich: Während das O-Atom des Stickoxyduls an Oxydationsvorgängen im Körper, also metabolisch nicht beteiligt ist, fördert es physikalische Verbrennungsvorgänge bis zur Detonation fast ebenso wie der reine Sauerstoff — selbst Gemische aus einem entzündbaren Narkotikum mit ausschließlich Stickoxydul sind entzündbar bzw. explosibel! Es sei an das klassische Demonstrier-Experiment erinnert, bei welchem ein glimmender Holzspan in ein Glasgefäß mit Stickoxydul getaucht wird und dann genauso aufflammt wie beim Eintauchen in Sauerstoff.

Wenn jedoch über Explosionen berichtet wird, bei welchen die im Narkose- oder Beatmungsgerät verwendeten Gase ausschließlich Stickoxydul und bzw. oder Sauerstoff waren, so müssen in jedem Fall noch andere Faktoren mitbeteiligt gewesen sein, von denen die wichtigsten aufgeführt werden:

Es waren noch Reste eines entzündbaren Narkotikums bzw. -Gemisches im Gerät;

das Dosimeterventil eines Kohlenwasserstoffgases oder eines Äther-Verdampfers war undicht oder nicht exakt geschlossen;

im Magen verbliebenes Narkose-Gemisch (s. a. B 4) oder endogene physiologische Gase wurden aufgestoßen (s. a. B 5).

4.41 Äthylen, Äthen $H_2C = CH_2$

Tabelle 5. *Zündgrenzen von Äthylen-Gemischen in Vol.-%*

	in Luft	in Sauerstoff	in Stickoxydul
Untere Grenze	2,7	2,9	1,9
Obere Grenze	34,0	79,9	40,2

Mit seinen weit besseren analgetischen Eigenschaften wie auch aus physiologischen Erwägungen — der höhere Sauerstoffanteil ließ es zu einem bevorzugten Mittel in Geburtshilfe und Geriatrie werden — müßte das Kohlenwasserstoffgas Äthylen dem Stickoxydul vorgezogen werden. Seine Anwendung hat jedoch eine große Zahl von (Bränden und) Explosionen verursacht, weshalb die medizinisch bisher durchaus berechtigte Verwendung im Abnehmen begriffen ist.

In Sauerstoff-Gemischen beginnt die Gefahr der Explosion bereits weit unterhalb 10 Vol.-% und erstreckt sich bis etwa 60 Vol.-%. Luft-Gemische *können* harmlos sein — s. a. A 4.4. Da aber das Äthylen ausschließlich in Konzentrationen um 60 Vol.-% im halbgeschlossenen bzw. halboffenen System zusammen mit reinem Sauerstoff verabfolgt wird, entweichen im Verlauf einer Narkose ständig größere Mengen des hochentzündbaren Gemisches aus dem Ausatemventil. Besonders dieser Umstand erklärt die relativ zahlreichen Explosionen mit der den Kohlenwasserstoffgasen anhaftenden hohen Violenz bzw. Mortalität. Als Entzündungsursachen halten sich statische Elektrizität mit 46,3% und elektrisch betriebene Hilfsgeräte bzw. Elektrochirurgie mit 31,3 bzw. 22,5% annähernd die Waage.

Bei dem verwandten, schon fast vergessenen Narcylen bestanden die gleichen Verhältnisse — nur, daß sich hier bereits ein Teil der Explosionen in der Mischkammer durch Zusatz von ätherischen Ölen (Duftfilter) ereignete [*133*].

4.42 Trimethylen

(Cyclopropan)

Tabelle 6. *Zündgrenzen von Cyclopropan-Gemischen in Vol.-%*

	in Luft	in Sauerstoff	in Stickoxydul
Untere Grenze	2,4	2,5	1,6
Obere Grenze	10,4	63,1	30,3

Es ist unlogisch, die Anwendung von Cyclopropan wegen seiner Explosibilität abzulehnen, während man den relativ ebenso gefährlichen Äther weiterhin verwendet. Als Anaesthetikum kommt es dem Äther fast gleich, läßt aber wesentlich schneller das Toleranzstadium erreichen und ist weit besser steuerbar. Bis auf die Einleitung der Narkose mit etwas Stickoxydul als Geruchskorrigens (s. a. A 2.1), erfolgt seine Anwendung vorwiegend als Sauerstoffgemisch; bei Säuglingen und Kleinkindern vorwiegend im halboffenen, bei Erwachsenen fast ausschließlich im geschlossenen System.

Da der Anwendungsbereich in Sauerstoff praktisch die Mitte des Entzündungsbereiches ausmacht, stehen auch hier Explosionsgeschehen und Mortalität im Vordergrund. Die wesentlich ungefährlichere Anwendung des Cyclopropans als Luftgemisch [57] ist klinisch nicht befriedigend und liegt außerdem an der Grenze des physiologisch Zumutbaren.

Die verhältnismäßig große Zahl der durch statische Entladungsfunken verursachten Unglücksfälle (62,9%) läßt sich damit erklären, daß — abgesehen von antistatischen bzw. leitfähigen Gummiteilen an den Narkosegeräten — die übrigen ableitenden Maßnahmen (s. a. A 6.27) nur sehr langsam Eingang in den Operationstrakt gefunden haben. Durch elektrische Funken und Bögen verursachte Unglücksfälle (37,1%) sind, aufgrund der in der vorangegangenen Narcylen- bzw. früher Äthylen-Ära gemachten Erfahrungen, entsprechend geringer an Zahl. Sie ereigneten sich entweder bei nicht geschlossenem Kreislauf-System oder während eines nur kurzfristigen aber in seiner Gefährlichkeit meist unterbewerteten Öffnens desselben, d. h. beim An- bzw. Abfluten des Cyclopropans, sowie bei sogenannten Sauerstoff-Duschen. Auch kleine Undichtigkeiten — besonders im Gesichtsbereich — haben zu einer Reihe von Unglücksfällen geführt. Auf die Bestrebungen, mit ungefährlichen Konzentrationen zu arbeiten, wird unter A 4.5 eingegangen.

4.43 Divinyl-Äther, Divinyl Oxyd

$$H_2C=CH \diagdown O \diagup H_2C=CH$$

(Vinethene, Vinydan)

Tabelle 7. *Zündgrenzen von Divinyl-Äther-Gemischen in Vol.-%*

	in Luft	in Sauerstoff	in Stickoxydul
Untere Grenze	1,7	1,8	1,4
Obere Grenze	36,5	85,5	24,8

Dieser Äther wird in Deutschland bedauerlicherweise nur sehr begrenzt verwendet, obwohl er mit Recht als das „Chloräthyl für Kinder" bezeichnet werden kann (direkte Herzwirkung von Cl-haltigen Narkotika, welche besonders bei Kindern durch gesteigerte Adrenalinausschüttung noch erhöht wird).

Hinsichtlich der Zündungsgrenzen besteht praktisch kein großer Unterschied zum Diäthyl-Äther. Der gelegentlich geäußerten Meinung, daß Divinyl-Äther-Gemische „explosibler" als Diäthyl-Äther-Gemische seien, wird

einmal die Tatsache gegenübergestellt, daß ersterer vorwiegend als Luft-
(oder nur Sauerstoff-angereichertes) Gemisch verabfolgt wird, zum anderen
die wesentlich höher liegende Mindest-Zündtemperatur — s. a. A 4.2. Unglücksfälle wurden mit Ausnahmen [167] — im Schrifttum allgemein denen
mit Diäthyl-Äther zugezählt.

Ergänzend zum Divinyl-Äther muß noch der

Vinyl-Äthyl-Äther · $H_2C = CH$ (Vinamar)

$$H_2C = CH$$
$$\diagdown$$
$$O$$
$$\diagup$$
$$H_3C - CH_2$$

genannt werden.

Die untere Zündgrenze wurde mit 2,1 Vol.-$^0/0$ angegeben, d. h. seine
Zündeigenschaften entsprechen also denen des Äthers.

Der Vinyl-Äthyl-Äther ermöglicht es, bei ebenfalls recht kurzfristiger
Einleitung die Narkose gegebenenfalls bis zu 20—30 min auszudehnen
ohne wesentlich verlängerte Aufwachzeit. Wegen seines unangenehmen Ge-
ruches, der sich auch mit Aromatisierung nicht bessern ließ, lief er in
Deutschland nur als Versuchspräparat (Vinetyl); in den Vereinigten Staaten
von Amerika ist er offizinell. Ein Brand soll sich bei elektrochirurgischem
Arbeiten ereignet haben.

4.44 Diäthyl-Äther, Schwefeläther   (Äther pro narcosi)

$$H_3C - CH_2$$
$$\diagdown$$
$$O$$
$$\diagup$$
$$H_3C - CH_2$$

Tabelle 8. *Zündgrenzen von Diäthyl-Äther-Gemischen in Vol.-$^0/0$*

	in Luft	in Sauerstoff	in Stickoxydul
Untere Grenze	1,7	2,1	1,5
Obere Grenze	36,0	82,0	24,2

Neben dem Divinyl-Äther hat besonders der Diäthyl-Äther in Kliniken
und sonstigen medizinischen Einrichtungen, welche noch keinen Fach-
Anaesthesisten zur Verfügung haben, unverändert seinen Platz; ebenso ist
er auch aus der Säuglings- und Kleinkinder-Anaesthesie vorerst nicht weg-
zudenken. Trotz neuer Narkosemittel und -methoden stellt er bis dato
immer noch das medizinisch einfachste und sicherste Narkotikum dar, welches auch für Eingriffe an Thorax/Herz (jetzt mit einem Muskelrelaxans)
und für die Hypothermie [91] gilt — nicht zu vergessen den Militär- und
Katastrophen-Sanitätsdienst. Aus diesem Grunde wird auch der Besprechung des Äthers ein weiterer Raum gegeben.

Abgesehen von den durch statische Elektrizität verursachten Unglücksfällen (19,7%), deren hauptsächliche Entstehungsursachen bereits unter A 4.3 kurz genannt wurden, hätte sich ein großer Teil der übrigen, durch elektrische Funken und Bögen erzeugten, 276 (76,8%) mit Sicherheit vermeiden lassen, wenn nicht bis dato vielerorts noch folgende, oft unverständliche Ansichten vorherrschen würden —

„ . . . so gefährlich ist der Äther gar nicht, das ist nur beim Narcylen der Fall gewesen"

„ . . . bei uns ist bis jetzt nichts passiert"

„ . . . im geschlossenen System kann er gar nicht entzündet werden" und

„ . . . Luftgemische können nicht explodieren" usw.

Die Ausdehnung des Ätherdampfes wird allgemein unterschätzt. Bereits um die Jahrhundertwende wird in den Jahresberichten der Berufsgenossenschaft der Chemischen Industrie auf die Ausdehnung von Ätherdampf-Schwaden bis zu 5 m hingewiesen [39]. Im Gegensatz zum Äther-Luft-Gemisch verschiebt sich bei Anreicherung mit Sauerstoff oder beim reinen Sauerstoffgemisch die Zündgrenze weit nach oben, ebenso — und das ist für die Anaesthesie noch bedeutsamer — wie Sauerstoff die Mindest-Zündenergie um ein Beträchtliches herabsetzt.

Die Explosionsgefahr ist keinesfalls an das Sauerstoff angereicherte oder an das reine Äther-Sauerstoff-Gemisch gebunden. Wenn sich bei der Entzündung von Äther-Luft-Gemischen vorwiegend Brände ereignet haben, so dürfte dies darauf zurückzuführen sein, daß das Gemisch gezündet wurde, noch ehe sich eine größere Schwade gebildet hatte (d. h. es ereignete sich lediglich eine schwache Explosion mit Folgebrand).

In dem Maße, in dem man sich bemüht, in der Nähe von Austrittsstellen brennbarer Gemische Zündquellen zu vermeiden, sollte man auch der Bildung größerer Schwaden entzündbarer Gemische vorbeugen, denn die Intensität ihrer Explosion bzw. die damit verbundenen Auswirkungen auf den Patienten können unter Umständen schwerwiegender sein als die einer kleineren Menge im Bereich des Atemsystems.

Zur Verdeutlichung der Explosionskraft des Äthers sei darauf hingewiesen, daß bereits 100 g Ätherdampf in 1 m³ Luft völlig ausreichen, um bei Entzündung in einem normalen Raum Fenster und Türen herauszuschleudern — ganz abgesehen von den Personenschäden.

$$H_2C=CH$$

4.45 Trifluor-Äthyl-Vinyl-Äther O (Fluoromar)

$$F_3C-CH_2$$

Physiologisch steht es dem Äther näher als dem Halothan, gestattet jedoch eine wesentlich schnellere Einleitung der Narkose. Seine Anwendung

Tabelle 9. *Zündgrenzen von Fluoromar-Gemischen in Vol.-%*

	in Luft	in Sauerstoff	in Stickoxydul
Untere Grenze	4,2	4,0	4,0
Obere Grenze			80,0

ist von der Tropfnarkose bis zum geschlossenen System möglich. Über die Entzündungseigenschaften liegen eine Reihe von Untersuchungen vor [*43, 100, 114, 138*]. Hierbei wurde, neben der Ermittlung der Zündgrenze, u. a. einmal die Feststellung getroffen, daß Gemische ab 4,5 Vol.-% brennen *und* explodieren können [*43*], zum anderen, daß sich aufgrund der inertisierenden Eigenschaften der Feuer-Moleküle erst ab 12 Vol.-% Explosionen ereignen sollen [*114*]. Wie bei allen zündfähigen Gemischen werden die Zündgrenzen durch Wasserdampf, d. h. bei Anwendung im Kreislaufsystem — vorwiegend im unteren Bereich — geringfügig eingeengt.

Unglücksfälle sind bisher nicht bekannt geworden.

4.46 Monochloräthan, Äthylchlorid $ClH_2C—CH_3$ (Chloräthyl)

Tabelle 10. *Zündgrenzen von Chloräthyl-Gemischen in Vol.-%*

	in Luft	in Sauerstoff	in Stickoxydul
Untere Grenze	3,6	4,0	2,1
Obere Grenze	14,8	67,2	32,8

Es wird jetzt praktisch nur noch zu Kurz-Narkosen verwendet oder zur Einleitung einer Äther-Tropf-Narkose — wohl kaum mehr zum sogenannten „Vereisen", d. h. zur örtlichen Betäubung für Inzisionen u. a. m. Im Gegensatz zum Luftgemisch sind Chloräthyl-Sauerstoff-Gemische explosibel, und es ist — zwar nur vereinzelt — über derartige Unglücksfälle berichtet worden [*32, 107*]. Brände von Chloräthyl-Luft-Gemischen sind dagegen mehr gesprächsweise als durch das Schrifttum bekannt geworden. Sie ereignen sich vorwiegend durch zu frühes Ansetzen des elektrischen Messers bei oben erwähnter örtlicher Betäubung oder infolge Arbeitens in zu großer Nähe der Tropfmaske.

4.47 Dichlor-Difluor-Äthylmethyl-Äther (Methoxyfluoran, Penthrane)

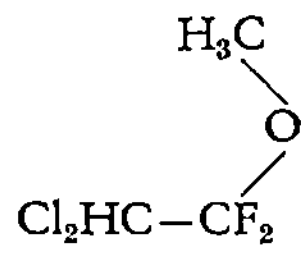

Tabelle 11. *Zündgrenzen von Penthrane-Gemischen in Vol.-%*

	in Luft	in Sauerstoff	in Stickoxydul
Untere Grenze	6,0	5,5	
Obere Grenze			

Dieses neue, stark analgetische und muskelrelaxierende Mittel der Ätherfamilie ist ein weiterer Versuch, nichtzündfähige Narkotika in den Operationstrakt einzuführen. Seine Anwendung verlangt eine ausgefeiltere Technik aber es kann — ebenso wie Diäthyl-Äther — über die offene Tropf-Methode bis zum geschlossenen System angewendet werden. Da einerseits die Einleitungsdosierung bei etwa 1,5 Vol.-% und die Erhaltungsdosis bei nur rd. 0,5 Vol.-% liegt, andererseits unter den im Operationstrakt vorliegenden Temperatur- und Konzentrationsbedingungen höhere Volumenanteile als 4% nicht erreicht werden können, kann es als durchaus operationssicher angesehen werden. Unter diesen Gesichtspunkten konnte bei Ermittlung der Zündeigenschaften durch die Physikalisch-Technische Bundesanstalt [64, 148] vorerst auf eine Bestimmung der oberen Zündgrenze verzichtet werden.

4.48 Trichloräthylen $Cl_2 - C = CH.Cl$ (Trilene)

Die Zündfähigkeit von Trichloräthylen-Dämpfen in Luft ist — im Gegensatz zu anderen Mitteilungen [161] — durch die Physikalisch-Technische Bundesanstalt nachgewiesen worden. Allerdings war es bisher noch nicht möglich, Trichloräthylen-Sattdampf-Luft-Gemische unter 26 °C zu zünden — ganz abgesehen davon, daß zur Einleitung der Zündung eines solchen Gemisches eine sehr kräftige Zündquelle notwendig ist.

Die untere Zündgrenze liegt bei 7,9 Vol.-%,
die obere bei etwa 64 Vol.-%.
Die Zündtemperatur beträgt 410°.

Daß bei der klinischen Anwendung von Tri weder über Brände noch Explosionen berichtet wurde, beruht einmal darauf, daß die untere Zündgrenze im Narkosegerät kaum erreicht werden kann, zum anderen, daß sie bereits *weit im toxischen Bereich* liegen würde. Außerdem ist, wie schon gesagt, eine *sehr kräftige Zündquelle* erforderlich. Entsprechendes gilt auch für Sauerstoff-Gemische.

Kleine Unfälle haben sich lediglich durch Verschütten von „Tri" auf Heizplatten ereignet, wobei Phosgen-Gas frei wurde und Übelkeit bzw. leichte Vergiftungserscheinungen hervorrief. Seine Verwendung ist außerdem im Abnehmen begriffen.

4.49 Azeotrope bzw. nicht-azeotrope Gemische

Brom-Chlor-Trifluoräthan (Halothan) selbst bedarf, da es in seinen klinischen Konzentrationen nicht zündfähig ist (erst ab 50 Vol.-%), keiner weiteren Erwähnung; für
Tetrafluor-Brom-Äthan (Tefluran)
und
Tetrafluor-Brom-Propan (Halopran), trifft das gleiche zu [181].

Es muß jedoch darauf hingewiesen werden, daß das verschiedentlich als ungefährlich bezeichnete [2, *58*, *75*]

azeotrope Halothan-Äther-Gemisch (68,3 ml Halothan + 31,7 ml Äther) in Sauerstoff ab 7,5 Vol.-% (— 67,0 Vol.-%) zündfähig ist [*15*, *128*], in Luft dagegen nicht!

Dasselbe gilt übrigens für das wohl kaum mehr benutzte

nichtazeotrope A.C.E.- (= modifiz. Billroth-)**Gemisch** (16 ml Alkohol + 34 ml Chloroform + 50 ml Äther),

bzw. für

Chloroform-Äther (2 : 1), von denen auch im Schrifttum über eine Reihe von Explosionen berichtet wurde [*32*, *125*].

Die Ausdrucksweise „wohl kaum mehr" wurde deshalb gewählt, weil es nachweislich Krankenhäuser gibt, in denen bis dato u. a. noch mit Chloroform gearbeitet wird.

4.5 Zündfähigkeit von Narkotika in Verbindung mit „trägen" Gasen

Seit mehr als zwei Jahrzehnten ist man auch auf dem medizinischen Sektor bestrebt, zündfähige Gas- und Dampf-Gemische ungefährlich zu machen. Hierzu eignen sich sogenannte träge Gase. Für Atemgemische mit zündfähigen Narkotika lassen sich Helium [*178*] und Stickstoff verwenden — Versuche mit Tetrafluorkohlenstoff erbrachten keine Vorteile [*84*]; als „Schutzgas" gegen Brände und Explosionen beim elektrochirurgischen Arbeiten (s. a. A 6.263) dient ebenfalls Stickstoff; für die Proktologie (s. B 5.21) wird dagegen Kohlensäure empfohlen, die bei der Kalt-Sterilisation mit Äthylenoxyd (s. B 7.) unerläßlich ist.

Das Wirkungsprinzip dieser Gase beruht einmal auf der Herabsetzung des Sauerstoff-Anteiles, zum anderen auf der Absorption eines großen Teiles der Verbrennungswärme. Bei ausreichender Konzentration des Gases können diese Faktoren eine schnelle Reaktion bzw. eine Explosion verhindern. Für Atemgemische müßte aus physiologischen Erwägungen dem Helium der Vorzug gegeben werden, da seine geringe Dichte es erlaubt, das physiologische Sauerstoff-Minimum im Notfall zu unterschreiten. Größere Sicherheit bietet jedoch der Stickstoff, denn bei ihm ist eine etwa 8mal größere Spannung für den (Funken-)Durchschlag erforderlich (Elektrische Durchbruchsfeldstärke) als bei Helium [*132*].

Bei Dreistoff-Gemischen aus *Äthylen*-Sauerstoff-Helium konnte im Verlauf von Untersuchungen [*55*] bald festgestellt werden, daß der für Analgesie/Anaesthesie erforderlich hohe Äthylen-Gemischanteil sowie das physiologische Sauerstoff-Minimum keine Möglichkeit mehr lassen, Helium in der Menge zuzusetzen, die zur Verhinderung einer Entzündung notwendig wäre.

Narkose-Brände und -Explosionen

Bei *Äther*-Sauerstoff ließ sich durch einen sehr hohen Gemischanteil an Helium zumindest die Violenz von Explosionen herabsetzen, nicht aber die Zündfähigkeit der Gemische aufheben.

Bei (Einleitungs-)Dosen von 50 Vol.-% *Cyclopropan* reichen dagegen noch 12 Vol.-% Helium aus, um eine Zündung durch elektrische Funken zu verhindern. Je niedriger jedoch der Cyclopropan-Anteil in einem Gemisch gehalten wird, desto mehr Sauerstoff muß durch Helium ersetzt werden — bei 20 Vol.-% Cyclopropan sind es schon 54 Vol.-% und bei 4 Vol.-% Cyclopropan bereits 84 Vol.-% Helium [*81, 82, 83*].

Für Cyclopropan-Narkosen mit *halboffenem* System wären diese Maßnahmen anwendbar, wenn, neben der Frage der Wirtschaftlichkeit, nicht das Problem des relativ niedrigen Sauerstoff-Anteiles bestünde und die erneute Gefahr der Zündfähigkeit durch Vermischen mit Luft. Beim *geschlossenen* System besteht dagegen einmal die Schwierigkeit der Konstanthaltung des Mischungsverhältnisses, zum anderen die Gefahr, daß beim „Abfluten" des Cyclopropans oder bei den oft notwendigen „Sauerstoffduschen" der Zündbereich sofort erreicht bzw. zum Teil durchlaufen werden kann.

Eine gute und relativ sichere Ausnutzung der Vorzüge des Cyclopropans ist dagegen mit dem englischen CON-Gerät gegeben, welches für Kurznarkosen, besonders im Militär- und Katastrophen-Sanitätsdienst, gedacht ist [*72, 155*].

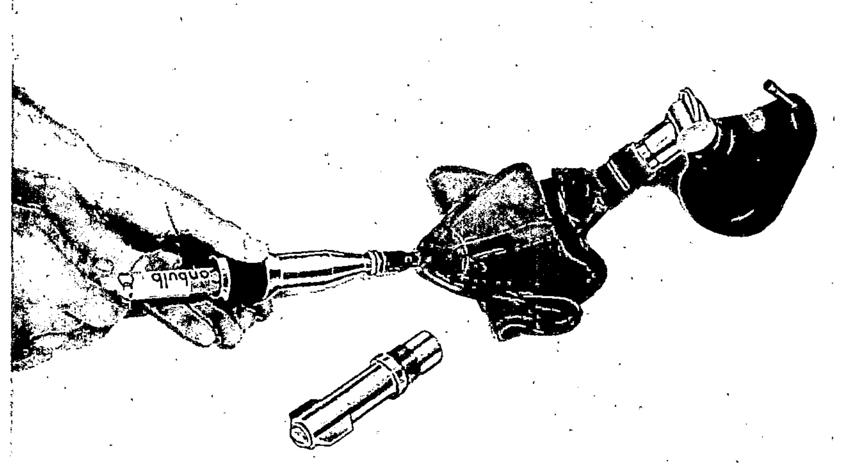

Abb. 2. C.O.N.-Gerät

Legende:
Zum Kernstück von etwa der Größe einer Chloräthyl-Sprayflasche, welches ein Paar, mit den Böden aneinanderliegender Gasflaschen, vom Typ der

sogenannten „Kohlensäure-Kapseln" beim Syphon enthält, gehören weiterhin

ein Winkelstück mit Atemmakse,
ein Zweiwegehahn zum Füllen des Atembeutels bzw. zur Freigabe des Gemisches,
ein Atembeutel und
ein Klein-Absorber (bei Rückatmung).

Der Inhalt der Cyclopropan und Sauerstoff-Stickstoff enthaltenden Gasflaschen ergibt ein Atemgemisch von etwa $5^{1}/_{2}$ l mit

40 Vol.-% C - yclopropan
30 Vol.-% O - xygen
30 Vol.-% N - itrogen,

welches *ohne* Absorber eine Kurznarkose von rd. 2 min gestattet, mit Absorber eine solche von 3—7 min.

Diese Mischung ist solange nicht zündfähig, wie sie nicht mit Luft oder Sauerstoff vermischt wird [148]. Muß in besonderen (Not-)Fällen zusätzlich Sauerstoff gegeben werden, so gelten die allgemeinen Vorsichtsmaßnahmen für Cyclopropan-Narkosen.

5. Gefahrenbereiche

5.1 Begriffsbestimmungen

Anaesthesieräume sind medizinisch genutzte Räume, in denen bestimmungsgemäß Allgemein-Anaesthesien (Narkosen), Analgesien oder örtliche Betäubungen mit Gasen, Dämpfen oder Flüssigkeiten, die zündbare Gemische bilden können, vorbereitet oder ausgeführt werden.

Solche Räume sind z. B. Vorbereitungs-, Entbindungs- und Operationsräume, ggf. auch Gipszimmer und Ambulanzen.

Gefahrenbereiche im Sinne dieser Richtlinien sind Bereiche in Anaesthesieräumen, in denen bei Benutzung mit dem Vorhandensein von entzündbaren Gasen, Dämpfen oder Flüssigkeiten sowie reinem Sauerstoff gerechnet werden muß.

Zwischen den Gefahrenbereichen und möglicherweise mit entzündbaren Gemischen angefüllten Körperhohlräumen (Lunge, Magen) des Patienten oder den Hohlräumen von Anaesthesiegeräten u. dgl. besteht keine sichere Trennung.

Die Ausdehnung eines Gefahrenbereiches ist abhängig von
dem Konzentrationsbereich, innerhalb dessen die Narkosemittel im Gemisch mit Luft bzw. Sauerstoff zündfähig sind;
Menge und Mischungsverhältnis des aus dem Atemsystem entweichenden Narkose-Gemisches;

der Art des bzw. der verwendeten Mittel hinsichtlich Dampfdichte (s. a. A 5.2);

der Luftbewegung, ggf. den lüftungstechnischen Maßnahmen (s. a. A 7.).

Eine allgemein gültige Festlegung der räumlichen Begrenzung eines Gefahrenbereiches kann deshalb nicht gegeben werden, weil die eben aufgeführten Bedingungen von Fall zu Fall sehr unterschiedlich sind. Es ist also unerläßlich, daß bei gleichzeitiger Verwendung von elektrisch betriebenen Geräten bzw. bei der Möglichkeit des Auftretens von elektrostatischen Entladungsfunken sich Anaesthesist oder — bei nichtärztlichem Narkosepersonal — der Operateur über die jeweilige Ausbildung des Gefahrenbereiches im klaren sein muß und entsprechende Maßnahmen treffen.

5.2 Dichte — Diffusionsgeschwindigkeit von Narkose-Gasen und -Dämpfen

Mit der Kenntnis der Dichte bzw. des Molekulargewichtes eines Inhalationsnarkotikums läßt sich auch dessen Fortbewegungstendenz, nachdem es aus dem Maskenbereich, einem Ventil bzw. aus einer immer möglichen Undichtigkeit des Narkosesystems ausgetreten ist, abschätzen [47].

Tabelle 12. *Dichte (Luft = 1) und Molekulargewichte der Narkose-Gase und -Dämpfe*

	Dichte	Mol.-Gew.
Äthylen	0,97	28,1
Cyclopropan. . . .	1,45	42,1
Divinyl-Äther . . .	2,42	70,1
Diäthyl-Äther . . .	2,55	74,1
Fluoromar	4,40	126,4
Chloräthyl	2,23	64,5
Penthrane	5,63	164,0
Trichloräthylen . .	4,53	131,4

Legende:

Die Zahlen zeigen das Verhältnis an, wieviel mal leichter bzw. schwerer die einzelnen Narkotika als Luft sind. Die Dichte entspricht bei normalem atmosphärischem Druck den Molekulargewichten, welche ebenfalls zum vergleichenden Abschätzen der Diffusionsgeschwindigkeiten angewandt werden können.

Während also die Gase nur eine geringe *Auf- bzw. Abwärtstendenz* zeigen, kann man bei Chloräthyl und Äther bereits von einem *„Herunterfallen"* sprechen.

Analog dem 2. Fickschen Gesetz ist die *Diffusionsgeschwindigkeit* eines Inhalations-Narkotikums proportional dem Verhältnis von eigenem Partialdruck zu dem der Raumluft. Vergleichsweise bzw. einfacher läßt sie sich jedoch durch das Gesetz der mittleren Molekulargeschwindigkeit veranschaulichen: Die Geschwindigkeit (hier Volumen pro Zeiteinheit), mit der ein Inhalationsnarkotikum in Luft diffundiert bzw. sich mit ihr vermischt, ist umgekehrt proportional der Quadratwurzel aus der Dichte (oder dem Molekulargewicht):

$$\text{Diffusionsgeschwindigkeit} \sim \frac{1}{\sqrt[2]{\text{Dichte}}}$$

Als Beispiel in die Praxis übertragen, besagt der Vergleich

$$D_{\text{Äthylen}} \sim \frac{1}{\sqrt[2]{0,97}} \qquad D_{\text{Äther}} \sim \frac{1}{\sqrt[2]{2,55}}$$

$$\frac{1}{0,98} \qquad \frac{1}{1,6}$$

$$1,0 \qquad 0,6$$

daß ein Äthylen-Gemisch etwa 1,6mal so schnell diffundiert als der Ätherdampf. Die Durchmischung wird jedoch im wesentlichen durch die Luftbewegung (Auftrieb, Bewegung von Personen, Zugluft, lüftungstechnische Maßnahmen etc.) bewirkt.

5.3 Beispiele für die Ausbildung von Gefahrenbereichen in Anaesthesie-Räumen

Eine schematische Erfassung aller Ausbildungsmöglichkeiten von Gefahrenbereichen bei den verschiedenen Narkosemitteln und -techniken ist praktisch nicht möglich. Es werden deshalb die diesbezüglichen Eigenschaften von Inhalationsnarkotika, welche

leichter,

etwa gleichschwer und

schwerer als Luft sind,

noch einmal kurz erläutert und versucht, für ein Mittel der letzten Gruppe, d. h. für den Äther, die Ausbildung von Gefahrenbereichen unter den verschiedenen Arbeits-Bedingungen konstruktiv darzustellen.

Äthylen (A 4.41) breitet sich entspr. Tab. 12 mit geringer Aufwärtsbewegung aus. Untersuchungen mit 80%igem Äthylen-Sauerstoff-Gemisch, die in einem Operationssaal ohne lufttechnische Maßnahmen durchgeführt wurden [179], ergaben bei halbgeschlossenem System im Gesichtsbereich sowie in rd. 80 cm Umkreis vom Ausatemventil noch entzündbares Gemisch, sogar bis über 100 cm zur Decke hin.

Cyclopropan (A 4.42) breitet sich in Form eines flachen Kegels bei geringer Abwärtsbewegung aus. Mit 50%igem Cyclopropan-Sauerstoff-Gemisch ergaben die Untersuchungen — ebenfalls im Operationssaal ohne lüftungstechnische Maßnahmen — bei geschlossenem System nur im unmittelbaren Gesichtsbereich ein zündfähiges Gemisch. Beim Abfluten, d. h. beim Abblasen lag der Übergang in ein nicht mehr entzündbares Gemisch in rd. 90 cm Umkreis vom Abblasventil; zur Decke hin wurde keine wesentliche Ausbreitung festgestellt [179]. Wird jedoch fortlaufend abgeblasen, so muß mit der Ausweitung des Gefahrenbereiches besonders zum Fußboden hin gerechnet werden.

Bei dieser Gelegenheit darf daran erinnert werden, daß Gummi eine geringfügige Durchlässigkeit für Cyclopropan aufweist!

Der wesentlich schwerere *Äther*dampf (A 4.43 u. 4.44) dagegen „fällt" in Form eines spitzen Kegels regelrecht herunter, um dann auf dem Fußboden in einer Höhe von rd. 20—30 cm weiter zu „rollen". Unter besonderen Bedingungen, d. h. bei gleichzeitig großen Mengen und nicht vorhandenen lüftungstechnischen Maßnahmen, kann eine solche Schwade selbst noch in 5 m Entfernung entzündbar sein. Es sind Fälle bekannt, bei denen die Schwade in dieser Entfernung noch groß genug war, um eine Explosion zu verursachen [112]; in anderen Fällen wurde sie lediglich entzündet und bildete eine sog. Zündbrücke zum Operationsbereich hin, um dort sekundär eine Explosion auszulösen.

Das etwa wie der Äther so schwere *Chloräthyl* (A 4.46) sowie das weit schwerere *Fluoromar* (A 4.45) „fallen", ebenso wie der Äther, in Form eines Kegels zum Fußboden hin — ohne jedoch dort einen derart ausgedehnten Gefahrenbereich zu bilden.

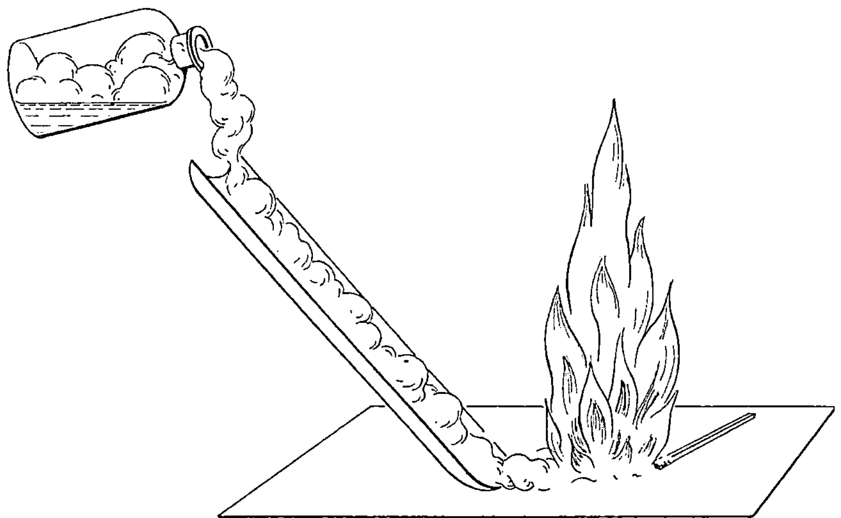

Abb. 3. Zündversuch mit fallendem Ätherdampf

Beispiele für die Ausbildung von Gefahrenbereichen in Anaesthesie-Räumen

Legende:

Abb. 3 zeigt, wie der Ätherdampf aus der Flasche in die Rinne „fällt"
und an deren unterem Ende entzündet wird. (Der Versuch darf nur von
einer erfahrenen Person durchgeführt werden!)

Ohne lüftungstechnische Maßnahmen (s. A 7) kann bei Äther-Narkosen
mit offenem (Tropf-), halboffenem und halbgeschlossenem System der Gefahrenbereich durch einen geraden Kreiskegel annähernd begrenzt werden,
dessen Horizontalschnitte

in Kopfhöhe des Patienten einen Kreis mit einem Radius von etwa
1,0 m,

in 0,5 m Höhe über dem Fußboden ein Kreis mit einem Radius von
etwa 2,5 m sind;

in 0,25 m Höhe über dem Fußboden muß dann noch mit einer weiteren
Ausbreitung von etwa 2—3 m gerechnet werden.

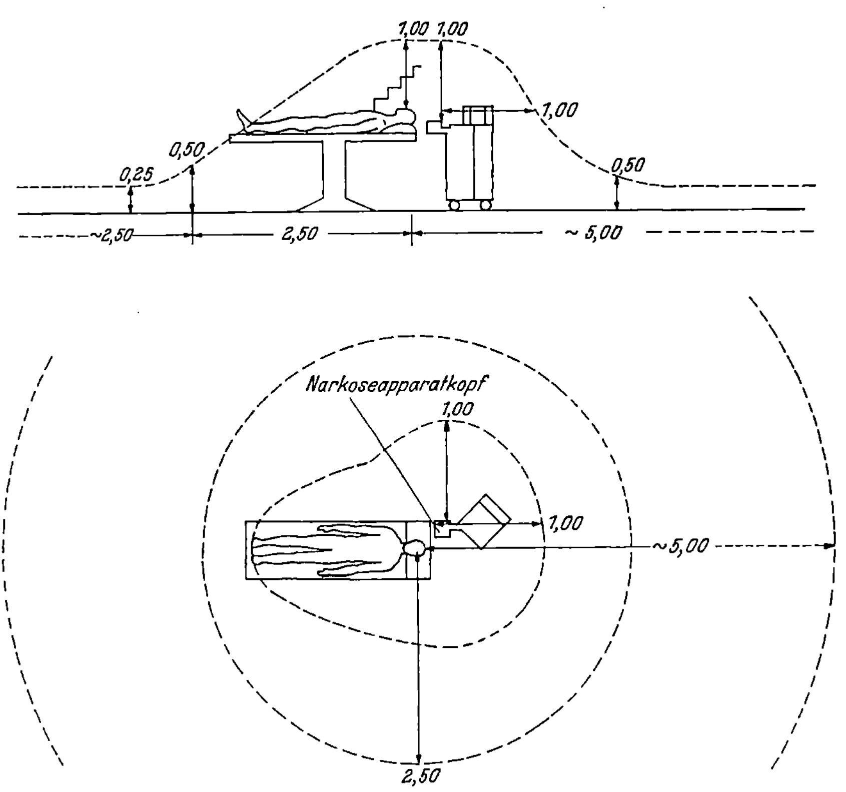

Abb. 4 a und b. Schema eines Gefahrenbereiches bei Äther-Narkose mit offenem (Tropf-), halb-offenem
und halb-geschlossenem System *ohne* lüftungstechnische Maßnahmen

Narkose-Brände und -Explosionen

Legende:

Der Raum über dem Fußboden ist also in einer Ausdehnung bis mindestens 5 m im Umkreis, gerechnet vom Standort des Anaesthesisten, in den Gefahrenbereich einzubeziehen! Selbst angefeuchtet ist das Abdecktuch zum Operationsgebiet hin *keinesfalls* eine Schutzmaßnahme, da durch Bewegung innerhalb der Operationsgruppe, durch kursierendes Personal oder Türöffnen etc. erzeugte Luftwirbel bzw. Strömungen entzündbaren Ätherdampf in das Operationsgebiet einbringen können.

Sind lüftungstechnische Maßnahmen gegeben, so muß bei *offenem (Tropf-) und halboffenem System* ebenfalls mit den in Bild 4 dargestellten Verhältnissen gerechnet werden; beim *halbgeschlossenen,* d. h. bei im Gesichtsbereich dichtem System mit einem wie folgt dargestellten Gefahrenbereich:

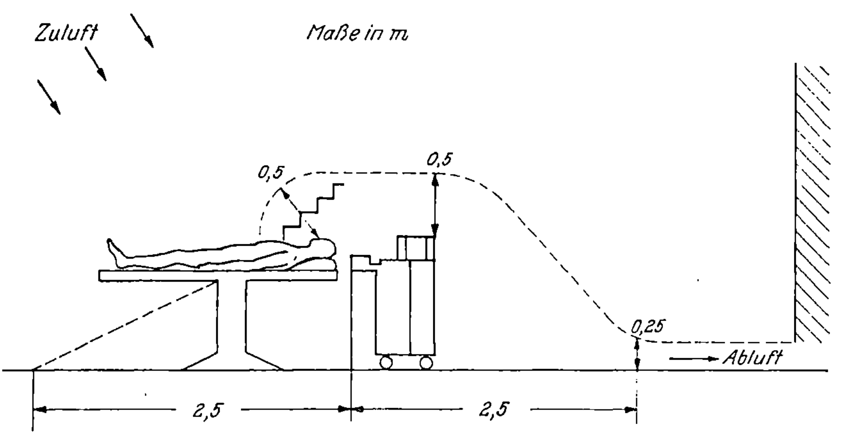

Abb. 5 a und b. Schema eines Gefahrenbereiches bei Äther-Narkose mit geschlossenem System und *mit* lüftungstechnischen Maßnahmen

Legende:

Aufgrund der Tatsache, daß jederzeit kleine Undichtigkeiten entstehen und übersehen werden können, muß mit einer Ausdehnung des Gefahrenbereiches zumindest bis in Zwerchfellhöhe gerechnet werden [122]. Beim Abblasen von Ätherdampf etc. gelten im gleichen Moment die in Abb. 4 dargestellten Verhältnisse, da hierbei mit einer seitlichen Ausdehnung des Gemisches bis rd. 1 m gerechnet werden muß.

Beim geschlossenen System entfallen die o. a. Gefahrenbereiche — vorausgesetzt, daß es absolut dicht ist. Diese Festlegung gilt jedoch in dem Moment nicht mehr, in welchem das System (beispielsweise zum „Abblasen") geöffnet würde.

Wird die angenommene Mittelstellung des Operationstisches mit dem relativ daran gebundenen Gefahrenbereich derart verändert, daß die Ableitung eines entzündbaren Gemisches durch die lüftungstechnischen Maßnahmen nicht mehr gewährleistet ist, so muß eine Zone entspr. Abb. 4 als Gefahrenbereich angesehen werden.

Alle konstruktiven Betrachtungen — mit Ausnahme der zuletzt erwähnten — können jedoch nur einen *Anhalt* für das Verhalten der verschiedenen entzündbaren Gemische während einer Narkose geben — wie schon bei Abb. 4 gesagt, kann jede am Operationstisch oder in unmittelbarer Nähe

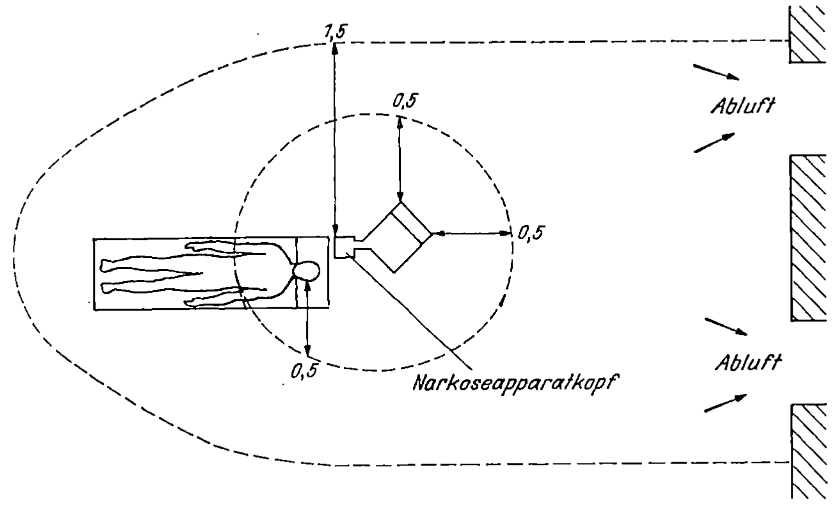

Abb. 5 b.

tätige Person eine Ausbreitung des Gefahrenbereiches, vorwiegend in seitlicher Richtung, bewirken.

Die Bestrebungen, zündfähige Gase bzw. Dämpfe aus dem Atemsystem über ein (bei künstlicher Beatmung verschließbares) T-Stück abzuleiten (Withdrawal Method) [*16*], haben sich ebensowenig durchgesetzt, wie die Methode, abgeatmeten Ätherdampf durch einen mit Aktivkohle gefüllten Kanister zu absorbieren [*111*].

6. Entstehung von Bränden und Explosionen Maßnahmen zu ihrer Verhütung

Bevor ins Detail gegangen wird, soll kurz gezeigt werden, wie sich die verschiedenen Entstehungsursachen innerhalb ihrer Gruppe verteilen.

Tabelle 13. *Verteilung der Ursachen*

Entstehungsursache		%	
Stoß-Fall, Fett-Öl, mechanische Funken		7,1	24,0
Heiße Oberflächen, Thermokauter, offenes Feuer		16,9	
Elektrische Funken und Lichtbögen	Installation, Hilfsgeräte . . .	31,9	51,3
	Chirurgie-Geräte	19,4	
Elektrostatische Entladungsfunken		24,8	

6.1 Mechanische Ursachen — Stoß, Fall

Zu den vielseitigen Ursachen für Brände und Explosionen gehören — und dies wird im einschlägigen medizinischen Schrifttum meist gar nicht oder nur am Rande behandelt — neben den zündfähigen Energiequellen auch mechanische: Einmal der Stoß, d. h. zu hartes Anschlagen oder Aufsetzen eines Behälters mit verdichtetem oder verflüssigtem Inhalt, zum anderen der Fall bzw. das Umfallen eines solchen Behälters [130].

Trotz gesetzlich festgelegter Routineüberprüfung von Gasflaschen seitens der Füllstationen, muß *immer* mit der Möglichkeit einer sogenannten Spannungsrißkorrosion, die meist die Ursache für die gefährliche Schwächung der Wand ist, gerechnet werden. Beim Transport, zu hartem Anschlagen oder beim Fall sind derartige — immer erst durch die nachfolgende Untersuchung ermittelten — Defekte Ursache für oft verheerende Explosionen (s. B 3.).

6.2 Zündfähige Energiequellen

Eine Energiequelle wird für den gesamten Bereich eines Gemisches innerhalb der Entzündungsgrenzen als zündfähig betrachtet, wenn der Minimalwert der zur Entzündung erforderlichen Energie erreicht oder überschritten werden kann. Sie wird im folgenden Text als zündfähige Energiequelle bezeichnet:

6.21 Selbstentzündung — Selbstzerfall

Diese Art der Entzündung von Gemischen ereignet sich einmal durch Erwärmen des Behälters auf eine bestimmte Temperatur. Hat das gesamte Volumen eines Luftgemisches die notwendige Selbstentzündungstemperatur

erreicht, so setzt sich dieser Vorgang in Form einer Kettenreaktion, d. h.
Weitererwärmung bis zum Brand oder zur Explosion fort. Die Bestimmung
der Selbstentzündungstemperatur der verschiedenen Kohlenwasserstoffe ist
in DIN 51 794 in Anlehnung an die ASTM-Methode D 286-30 festgelegt.

Die *thermische* Selbstentzündung liegt bereits außerhalb des Themas.

Die *chemische* Selbstentzündung war dagegen z. B. bei Äther früher
keine Seltenheit [177]. In Verbindung mit Luft (besonders mit feuchter)
bilden sich bei Raumtemperatur und unter Lichteinwirkung Zersetzungspro-
dukte, die sehr unbeständigen Peroxyde — Verwandte des Wasserstoff-
superoxyds. Man bezeichnet diesen Vorgang als Autooxydation. Das Schütteln einer Ätherflasche kann den Selbstentzündungsvorgang provozieren.

Obwohl thermische Selbstentzündung im Operationstrakt etwas Unge-
wöhnliches ist, sollte man Ätherflaschen etc. doch abseits von Sonnenbe-
strahlung und wärmeabstrahlenden Körpern halten.

Die Gefahr der chemischen Selbstentzündung ist jetzt einmal durch Zusatz von
Antioxydationsmitteln (Phlegmatisierungsmittel) wie z. B. Alkohol, Hydrochinon,
Diphenylamin, Aluminium-Amalgam oder Zink (nicht Zinn!), zum anderen durch
die Aufbewahrung des Äthers in dunklen Glasflaschen oder kleinen, innen ver-
kupferten Blechkanistern praktisch völlig gebannt.

6.22 Reibungswärme

Hauptursache für Explosionen durch diese Energiequelle waren früher
vorwiegend Reduzierventile an Sauerstoffflaschen. Plötzliches Öffnen des
Hauptventils ließ eine Stoßfront von 50 atü u. m. auf das im Reduzierventil
stehende Gas (oder Luft) auftreffen, dessen schlagartige Kompression auf
etwa $^1/_5$ seines bisherigen Volumens Temperaturerhöhungen bis zu 2000 °C
zur Folge hatte [131]. Eine weitere Ursache waren die Gummimembra-
nen etc. in Reduzierventilen, welche durch den Druckstoß zum Brennen gebracht wurden. Erst die Verwendung von ausschließlich Metallteilen sowie
Verfeinerung des Kanalsystems der Reduzierventile, welche neben weiterer
Druckminderung auch zusätzliche Wärmeableitung in den Metallkörper bewirken, hat die Gefahr der Explosion durch komprimierte Gase weitgehend
gemindert. Gebannt ist sie jedoch nicht, da sich trotzdem noch Unglücksfälle
durch Fremdkörper im System ereignen können: Neben Bearbeitungsrück-
ständen in Form von (öligen) Metallpartikeln sind es weiterhin Staub- oder
Schmutzteilchen, vor allem Öl bzw. Fett [156] und sonstige organische Substanzen, welche als Gleitmittel für die Flaschenanschlüsse verwendet werden
oder durch Putzlumpen, fettige bzw. ölige oder verschmutzte Finger an
diese gelangen [133]. Selbst ein auf öl- oder fettverschmiertes Stoffge-
webe auftreffender Druckstoß aus einem Sauerstoff-Flaschenanschluß kann
einen derartigen Unfall verursachen. Nicht nur in Verbindung mit Sauerstoff
— auch mit Stickoxydul und Carbogen ist je ein Fall bekannt [45] —
nimmt die Oxydation dann einen explosionsartigen Charakter an. Um einen

besseren Überblick zu geben, werden die auf diese Weise entstandenen Unglücksfälle unter B 3. mit aufgeführt.

Auf die gleiche Weise ereignete sich übrigens ein großer Teil der in Text und Statistik nicht mit aufgeführten Narcylen-Explosionen, d. h. in den sogenannten Mischkammern, in welchen ätherische Öle als Geruchskorrigentien beigemischt wurden [32, 121].

Durch Heißlaufen von Geräteteilen, Treibriemen etc. sind keine diesbezüglichen Unglücksfälle im Operations-Trakt bekannt geworden.

Die Verhütungsmaßnahmen gegen Unfälle durch *Reibungswärme* bei komprimierten Gasen werden ebenfalls unter B 3. besprochen.

6.23 Mechanische Funken

Hierunter sind Reib-, Reiß- oder Schlagfunken zu verstehen, welche durch Gegeneinanderschlagen oder Reiben von Metallen entstehen — in den Operationstrakt übertragen, beispielsweise durch Metallfüße von Schemeln, Absatznägel u. a. m. auf einem Zement- oder sonstigen Hartstoffußboden.

Obwohl mechanische Funken zu den „schwachen Zündquellen" rechnen, reicht ihre Energie doch zur Entzündung eines Äther- oder entsprechend schweren anderen zündfähigen Gemisches aus.

Zumindest ein derartiger Unglücksfall, welcher sich nach dem letzten Krieg ereignete, ist in seinen Einzelheiten bekannt [62]: Nach Beendigung eines Eingriffes in einem Not-Operationsraum mit Zementfußboden wurde durch die eisernen Absatznägel des aufräumenden Pflegers eine noch über dem Fußboden lagernde restliche Ätherschwade entzündet. Wäre die Explosion zu einem früheren Zeitpunkt, d. h. mit einer wahrscheinlich noch größeren Schwade ausgelöst worden, wäre weit mehr als nur Glasschaden die Folge gewesen. Über das schwerste derartige Unglück in den letzten Jahren siehe B 6.

Der Möglichkeit des Auftretens von Reib-, Reiß- und Schlagfunken ist damit zu begegnen, daß man altes Mobiliar mit Eisenfüßen — besonders Schemel — gegen zeitentsprechendes austauscht, welches mit leitfähigen Gummirollen bzw. -kappen ausgestattet ist. Schuhe mit eisengenagelten Absätzen gehören prinzipiell weder in den Operationstrakt noch in andere Gefahrenbereiche wie z. B. Apotheken- oder sonstige Aufbewahrungsräume für entzündbare Stoffe. Der ideale Schuh für derartige Räumlichkeiten ist der getragene und ausschließlich aus Leder (vor allem auch die „Brandsohle") hergestellte Schuh, dessen Absätze mit Messingnägeln verarbeitet sind bzw. im Höchstfall nur einen sogenannten Gummiflecken haben — s. a. A 6.272.

Das geeignete Metall zur Verarbeitung in oder auf Fußböden im Operationstrakt ist deshalb ebenfalls das relativ weiche Messing — nicht jedoch Leichtmetall, das durch Schlag mit z. B. rostigem Eisen leicht sehr zündfähige Funken gibt.

Das Eingehen hierauf erschien insofern notwendig, als — unabhängig von der Weiterentwicklung der Narkose — Äther als Reinigungsmittel vorerst nicht aus dem Operationstrakt fortzudenken ist.

6.24 Heiße Oberflächen

Unter diesen Begriff fallen elektrische und nichtelektrische, erwärmte bzw. heiße Betriebsmittel sowie sonstige Gegenstände — im erweiterten Sinne auch Luft und Wasser.

Heizplatten, wie auch die *Paquelins* bzw. *Thermokauter* werden unter A 6.25 behandelt.

Heiße Oberflächen sind innerhalb der Gesamtstatistik relativ seltene Ursachen. Zu ermitteln waren lediglich 2 Unglücksfälle, die durch Glühbirnen von zu niedrig gehaltenen Operationsleuchten verursacht wurden [*45, 168*]. In 2 Fällen lag es nahe, daß überhitzte Glühbirnchen einer Handleuchte bzw. eines Endoskopes [*32, 134*] die Explosion auslösten — auch diese kleinsten Lichtquellen können bei hoher Spannungsbelastung über Transformatoren Temperaturen bis zu 250 °C erreichen.

Auf zwei Explosionen mit tödlichem Ausgang durch Verwendung des *Heißluft*-Ballongebläses bei klinischer Zahnbehandlung nach Äther-Narkose [*32, 125*] sei besonders hingewiesen.

Indirekte Ursache für einen Brand war das Nachfüllen von Äther in den Heißwasserstutzen eines Oxford-Verdampfers, wobei das *Heißwasser*-Äther-Gemisch durch Überschreiten des Siedepunktes (Überhitzung) herausschoß und durch einen benachbart stehenden Gasbrenner entzündet wurde [*111*].

Die weiteren Unfallgeschehen liegen bereits am Rande des Themas, verdienen aber trotzdem genannt zu werden — Entflammung einer Ätherschwade durch ein angesengtes (!) Handtuch; Übergießen von trocken-sterilisierten Instrumenten mit Äther zwecks schnellerer Abkühlung, was in 2 bekannten Fällen ohne ernstere Folgen blieb [*4*], sowie das Ausgießen von kochendem Wasser in ein Waschbecken, welches noch Ätherreste enthielt und Verbrühungen II° zur Folge hatte [*62*].

Überschreitet die *Oberflächentemperatur* von Glühbirnen der Operations- oder Handleuchten, sowie die Gehäusetemperatur von elektrisch betriebenen Geräten *110 °C*, so sind diese außerhalb des Gefahrenbereiches zu halten. Dies gilt auch für die Lichtquellen der sogen. Lichtkabel mit (Glas-) Faseroptik, wenn keine wirksame Gebläsekühlung gewährleistet ist. Glühbirnchen von Endoskopen bzw. Leuchtspateln sollten mit Trockenzellen-Batterien gespeist werden; bei Strombegrenzungstransformatoren ist auf jeden Fall eine Überbelastung hinsichtlich der Voltzahl wegen der Gefahr der Überhitzung zu vermeiden.

Die im Operationsbetrieb gegebenen vielen Möglichkeiten des Zusammentreffens von sonstigen Wärmequellen wie Heißluft, heißem bzw. kochendem Wasser, trockensterilisierten Instrumenten u. a. m. mit zündfähigen Reinigungs- und Desinfektionsmitteln (insbesondere Äther), müssen vermieden werden — auch wenn im allgemeinen „nur" Verbrühungen als Unfallfolge zu erwarten sind.

6.25 Offenes Feuer

Hierzu zählt neben Rauchen, Zündhölzern/Feuerzeugen, Kerzen und Gas- bzw. Spiritusbrennern auch — zwecks Unterscheidung von elektrischen

Narkose-Brände und -Explosionen

Funken und Bögen — die Energie elektrischer Heizplatten und Paquelins bzw. Thermokauter.

Die Temperatur, d. h. die abgestrahlte Energie dieser Zündquellen wird allgemein unterschätzt. Da es aber aus verschiedenen Gründen nicht möglich ist, die einzelnen Temperaturwerte aufzuführen (Differenz der Entzündungs- und Brenntemperaturen der verschiedenen Zündholzarten; unterschiedliche Temperaturen beim „Ziehen" und Weiterglimmen einer Zigarette oder Zigarre; verschiedener Brennstoffgehalt von organischen Substanzen; von der Einstellung abhängige Energiezufuhr bei elektrisch betriebenen Geräten; Größe der Energiequelle etc.), sollen diese mit Hilfe der sogenannten „Temperaturmessungswerte durch Strahlung" vermittelt werden.

Diese Bestimmung der Temperaturen durch sichtbare Strahlung am Schwarzen Körper mit Hilfe des Glühfaden-Pyrometers (n. HOLBORN und KURLBAUM) liegt zwar einige Prozent unterhalb der wahren Temperatur, gibt aber die beste Vergleichsmöglichkeit.

Tabelle 14. *Temperaturen der Glühfarben in °C*

Glühfarbe	Temp. in °C
Beg. Rotglut	525
Dunkel-Rotglut . . .	700
Kirsch-Rotglut	850
Hell-Rotglut	950
Gelbglut	1100
Beg. Weißglut	1300
Volle Weißglut . . .	1500

Legende:

Die Skala der Glühfarben veranschaulicht, wie z. B. beim „Ziehen" an einer Zigarette die Temperatur von rd. 500° auf über 800 °C ansteigt, d. h. auf Werte, die bei Heiz-(Koch-)Platten und Thermokautern meist nur die untere Grenze darstellen, oder daß eine (Gas-)Flamme in ihrer Randzone u. U. über 1000 °C erreicht und ein Zündholz beim Aufflammen noch weit mehr.

Die verschiedenen Arten des „Offenen Feuers" waren Ursache für eine beträchtliche Zahl von oft letal ausgegangenen Bränden und Explosionen. Ihre Gesamtzahl beträgt innerhalb der 617 ausgewerteten Unglücksfälle 104, entsprechend 16,9 % — s. a. Tab. 1.

Zwar gehören Unfallgeschehen wie das folgende, bei dem ein Spiritusbrenner das Stickoxydul-Regelventil eines Narkosegerätes anwärmen sollte und dabei das Äther-Sauerstoff-Gemisch aus dem defekten Atembeutel entzündete [34], der Vergangenheit an — im Prinzip finden sie jedoch ihre Fortsetzung bis in unsere Tage:

So ist es eine immer noch verbreitete Unsitte, glimmende Zigarettenreste bzw. die Asche in Waschbecken oder Abfalleimer zu werfen. Selbst wenn

schon geraume Zeit zuvor Äther- oder Alkoholreste in diese gegossen bzw.
Äther-angereicherter Atemkalk in einen Abfalleimer geschüttet wurde, muß
damit gerechnet werden, daß eine Äther- oder Alkoholschwade in den Be-
hältnissen steht, die dann entzündet wird [*113*]. Einer von 3 bekannten
Fällen, wo das Feuer auf die Kleidung der betreffenden Person übersprang
und Verbrennungen II° verursachte [*62*], verdeutlicht die möglichen
ernsten Folgen.

Weitere Unglücksfälle, die sich durch Ausgießen von Äther in Wasch-
oder Toilettenbecken ereigneten, siehe B 6.

Über die durch *offenes Feuer* bzw. Rauchen hervorgerufenen, teils
explosionsartig verlaufenden Sauerstoff-Brände siehe B 3.

Nicht mehr zu verstehen ist es, daß in zahlreichen Krankenhäusern
Gas-(Instrumenten-)Kocher immer noch im erweiterten Gefahrenbereich des
Operationssaales stehen. Obwohl einige derart entstandene Äther-Brände
gesprächsweise bestätigt wurden, gelang es nur in einem Fall, nähere Angaben zu erhalten: Im Sterilisierraum, welcher offen mit dem Operationssaal verbunden ist, explodierte eine nicht weit vom Gaskocher stehende
offene Flasche mit „Wasch-Äther". Der nachfolgende Brand mußte durch
die Feuerwehr gelöscht werden. Als Ursache ist die Entzündung einer
Ätherschwade durch den Kocher anzusehen, von dem sich eine Zündbrücke
zu der Ätherflasche hin ausbildete und den weiteren Vorgang auslöste [*62*].

Über *elektrische Heizplatten* als Ursache konnte, obwohl eine Reihe von
Fällen durch Umfragen bestätigt wurden, ebenfalls nur einmal der genaue
Vorgang ermittelt werden: Während einer Äther-Tropf-Narkose breitete
sich eine Ätherschwade bis zu der etwa 1,5 m entfernt stehenden Kochplatte
aus, wurde dort entzündet und bildete eine Zündbrücke zum Kopfteil des
Operationstisches, wo Maske und Abdecktücher in Brand gerieten [*62*].

Die Masse der Unfälle dieser Gruppe wurde mit *(Paquelins bzw.)*
Thermokautern verursacht; es konnten von Chloräthyl-Luft-Gemischen
über Äther, Äthylen und Cyclopropan bis zu den Haut-Reinigungs- und
Desinfektionsmitteln Unglücksfälle erfaßt werden. Die bei zündfähigen
Narkotika — im Vergleich zu Hochfrequenzgeräten — relativ häufige Anwendung von Thermokautern im Gesichtsbereich und im offenen Thorax
(wo man im Verlauf einer Operation praktisch immer mit einer Lungenfistel
rechnen muß) läßt sich nur damit erklären, daß die Energie ihrer Infrarot-
strahlung gegenüber den optisch und akustisch deutlich wahrnehmbaren
Funkenstrecken der HF-Geräte allgemein unterschätzt wurde.

Offenes Feuer ist — in jeglicher Form und ohne Ausnahme — weder in
Anaesthesie-Räumen noch in Räumen mit Gefahrenbereichen statthaft. Zu letzteren
rechnen ggf. auch Funktionsräume und Krankenzimmer, d. h. Räume, in welchen
zwar nicht bestimmungsgemäß aber doch gelegentlich mit zündfähigen Mitteln gearbeitet wird.

Im erweiterten Sinne gehören hierzu auch Laborräume und Apothekentrakte.
Sie werden deshalb mitgenannt, weil seitens des männlichen Personals beim Betreten

Narkose-Brände und -Explosionen

solcher Räume nicht immer die im Krankenhaus erforderliche Zurückhaltung im Rauchen geübt wird.

Elektrische Heizplatten sowie entsprechende Geräte sind Gas-(Instrumenten-)Kochern an Gefährlichkeit unbedingt gleichzusetzen — es sei denn, es handelt sich um „explosions-geschützte" Ausführungen mit dem Prüfzeichen Ⓔⓧ ... PTB Nr. ... der Physikalisch-Technischen Bundesanstalt.

Die Vorbeugungsmaßnahmen beim Arbeiten mit *Paquelins* bzw. *Thermokautern* sind dieselben wie bei elektrochirurgischen Geräten — siehe A 6.263.

6.26 Elektrische Funken und Lichtbögen

6.261 Begriffsbestimmungen

Der Ladungsausgleich zwischen zwei Leitern verschiedenen Potentials kann u. a. in Form von Funken oder Lichtbögen vonstatten gehen, die einmal betriebsmäßig entstehen können, zum anderen bei Störungen. Betriebsmäßig sind sie bei Schaltern/Unterbrechern, Steckvorrichtungen und Motoren (Schleifringe, Bürsten) sowie beim Einschrauben von Glühlampen in stromführende Fassungen zu finden. Bei Störungen treten sie durch Leitungstrennung (Wackelkontakte, Abreißen, Durchschmelzen) oder durch Berührung stromführender Teile mit Leitern anderen Potentials (Kurzschluß, Erdschluß) auf; im übertragenen Sinne zählt hierzu auch das Zerbersten von Glühbirnen.

Außer der bei einem solchen Vorgang freiwerdenden Gesamtenergie/Wärmeentwicklung, spielt für die Entzündung von Gemischen auch noch der Zeitfaktor eine Rolle; d. h. einer größeren, kurzfristigen elektrischen Leistung braucht eine kleinere, entsprechend länger andauernde an Wirksamkeit nicht nachzustehen. Inwieweit außerdem noch die Frequenz einer Funkenstrecke die Entzündungsvorgänge beeinflußt, erscheint im Rahmen dieser Besprechung als zu weit führend.

Über elektrische Minimal-Energien zur Entzündung von Gemischen siehe A 4.3.

6.262 Ortsfeste elektrische Betriebsmittel

sind ihrer Art nach zur Verwendung an *einer* Gebrauchsstelle bestimmt. Zu dieser Gruppe zählen neben Klimaanlagen, Kühlschränken, Meß- und Überwachungsgeräten, Röntgenfilmschaukästen, Transformatoren, Schalttafeln, Stromverteilern und Signal- bzw. Rufanlagen u. a.m., weiterhin Installationsmaterial und -geräte wie Schalter, Wand-Stromauslässe, d. h. Steckdosen und Stecker mit Anschlußkabeln. Theoretisch müssen Decken-Operationsleuchten ebenfalls dazugerechnet werden, wenn auch — im Gegensatz zu den ortsveränderlichen Operationsleuchten — kein durch sie bewirkter Unglücksfall zu ermitteln war.

Obwohl die durch ortsfeste Betriebsmittel verursachten und bekanntgewordenen 13 Unglücksfälle nur 2,2% der 617 ausgewerteten betragen, sollte diese Zündquelle nicht unterschätzt werden [*39*].

Ortsfeste elektrische Betriebsmittel

In 2 Fällen verursachten *Thermostate von Klimaanlagen* in den rückwärtigen, in Fußbodenhöhe liegenden Abluftöffnungen des Operationssaales Explosionen. Ätherschwaden, die sich im Verlauf der Narkose gebildet hatten, wurden dort angesaugt und als Luftgemisch (!) zur Explosion gebracht [62]. Über eine weitere Explosion, welche durch den Thermostaten eines Kühlschrankes verursacht wurde s. B 6.

Durch ortsfeste Meß- und Überwachungseinheiten, Röntgenfilmschaukästen, Transformatoren, Schalttafeln, Stromverteiler (womit nicht die sogenannten Verteilerbrettchen gemeint sind!), Signal- bzw. Rufanlagen ausgelöste Brände und Explosionen ließen sich nicht ermitteln — dagegen eine Reihe diesbezüglicher Unfälle durch elektrischen Strom, welche unter D 2. und D 3. behandelt werden.

Weitere 6 Äther-Brände und -Explosionen ereigneten sich bei der Benutzung von *Wand-Steckdosen,* welche durch zu niedrige Anbringung im Gefahrenbereich lagen (s. A 5.3) bzw. in einem Fall durch einen Schalter, in dessen unmittelbarer Nähe eine offene Ätherflasche abgestellt war [46].

Ortsfeste elektrische Betriebsmittel, zu denen auch Installationsmaterial und -geräte zählen, müssen nach VDE 0107 mindestens 1 m hoch über dem Fußboden angebracht sein — es sei denn, sie sind

explosionsgeschützt ⒺⓍ nach VDE 0171 (d. h. z. B. druckfeste Kapselung, Plattenschutzkapselung, Ölkapselung bzw. Frischbelüftung) oder

operationssicher ⒺⓍₒₚ nach VDE 0750 (d. h. gemilderter bzw. den Sondergeräten angepaßter Explosionsschutz).

Muß bei ortsfesten *Geräten* welche weder den Sicherheitsbestimmungen von VDE 0171 noch denen von VDE 0750 entsprechen, aus technischen Erwägungen heraus die Sicherheitshöhe von 1 m unterschritten werden, so ist dieses nur statthaft, wenn

a) ihre Anbringung nicht in dem Wandbereich erfolgt, in welchem sich die Abluft-Öffnungen der Klimaanlage befinden,

b) durch Stellung des Operationstisches ein Verbleiben außerhalb des Gefahrenbereiches gewährleistet ist — wozu ein entsprechend großer Raum Voraussetzung ist,

c) die Sicherheitshöhe jetzt 0,25 m nicht unterschreitet.

Zwischen *Installationsgerät* und *Wandauslässen für zündfähige Gase* muß nach VDE 0107 ein Abstand von mindestens 0,5 m bestehen, wie auch elektrische Versorgungsleitungen und Gas-Versorgungsstränge nur — ebenfalls gemäß VDE 0107 — unter besonderen Voraussetzungen in einem gemeinsamen Kanal geführt werden dürfen. Dies gilt vor allem für *Deckenarmaturen* [182].

Spezial-Operationstische bzw. *Standsäulen* mit elektrischen Versorgungsleitungen und Gas-Versorgungssträngen müssen in jedem Fall den Sicherheitsbestimmungen von VDE 0171 entsprechen.

Unterflur-Stromauslässe sind nach VDE 0107 mit Rücksicht auf die Feucht-Reinigung nicht zulässig — zu ergänzen wäre noch, daß sie praktisch immer im unmittelbaren Gefahrenbereich liegen würden.

Nicht nur mit entzündbaren Gasen oder Dämpfen, sondern auch mit Sauerstoff angereicherte Zonen sind einem Gefahrenbereich gleichzusetzen! JELLINEK, der Senior in der Erforschung elektrischer Unfälle, schrieb bereits vor über 25 Jahren „...elektrische Leitungen müssen in *respektvoller Distanz* von Gas- und Wasserleitungen verlegt werden" [80].

6.263 Ortsveränderliche Betriebsmittel

sind ihrer Art nach zur Verwendung an *mehreren* Gebrauchsstellen bestimmt. Die Zahl der durch sie verursachten Brände und Explosionen im Operationstrakt beläuft sich auf 303 von 617 ausgewerteten Unglücksfällen, d. h. 49,1%; sie sind somit die häufigste Ursache.

Fußschalter und Verlängerungskabel haben mit Sicherheit mehr Brände und Explosionen ausgelöst, als allgemein durch Umfrage etc. in Erfahrung gebracht werden konnte. Außerdem dürfte die auf Tab. 1 aufgeführte Zahl von nur 5 Fällen — entspr. 1,1% — höher liegen, da gelegentlich der den Unglücksfall auslösende Fußschalter als zum Gerät gehörend angesehen und entsprechend berichtet wurde.

Bei der vielseitigen Verwendung des Äthers (Narkose, Haut-Reinigung etc.) und seiner Tendenz, auf den Fußboden zu „fallen" bzw. dort als Schwade, wie Morgennebel auf einer Wiese, zu stehen oder sich fortzubewegen, stellen diese Betriebsmittel eine regelrechte Provokation dar. Hierfür ein typisches Beispiel, welches sich vor ein paar Jahren ereignete: Etwa 5 min, nachdem eine Flasche mit einem Rest Äther vom Abstelltisch heruntergefallen war (und dieser Tatsache keine weitere Beachtung geschenkt wurde, als die Scherben fortzuräumen) wird ein Fußschalter bedient, der einen Brand auslöst; dieser Brand springt auf den Kreislaufteil des Narkosegerätes über und bringt dort das Äther-Sauerstoff-Atemgemisch zur Explosion [62].

Den Fußschaltern an Gefährlichkeit gleichzusetzen sind *Verlängerungskabel* — besonders in Verbindung mit den sogenannten Verteilerbrettchen (s. a. D 2. bzw. Abb. 18 und 19). In bezug auf Verlängerungskabel wurde nur ein Unfallgeschehen erfaßt, welches sich durch Bruch des Kabels, d. h. Kurzschluß ereignete.

Selbst bei Narkosen mit nichtzündfähigen Mitteln ist der folgende Unfallhergang (ohne schwerwiegende Folgen und deshalb auch meist „intern" bleibend) keine Seltenheit: Beim Desinfizieren des Operationsgebietes gelangen die oft reichlichst getränkten Äther- bzw. Desinfektionsmittel-Tupfer in den Abwurfeimer, der dadurch u. U. bis an den Rand mit einem zündfähigen Gemisch angefüllt wird. Durch bereits geringfügige Bewegung innerhalb der Operationsgruppe wird eine Schwade dieses Gemisches aus dem Eimer herausgezogen und mit Betätigung des Fußschalters, z. B. vom Röntgen- oder Elektrochirurgiegerät, entzündet. Der weitere, beinahe logische Verlauf — Ausbildung einer Zündbrücke zum Eimer, aus welchem eine Flamme emporschießt und nicht selten Verbrennungen bis II° am Patienten verursacht.

Zu den bisher genannten ortsveränderlichen Betriebsmitteln zählen sinngemäß auch *elektrische Rufknöpfe* — eine Zündquelle, welche in sauerstoffreicher Atmosphäre als Ursache für einen Unglücksfall ermittelt wurde. Näheres siehe unter B 3.

Verlängerungskabel mit Kupplungssteckern oder sogenannte *Verteilerbrettchen* sind in Anaesthesie-(Operations-)Räumen nicht mehr vertretbar. Entsprechend der Zahl der zur Verwendung vorgesehenen elektrisch betriebenen Geräte sind Steckdosen in ausreichender Zahl (Reserve-Steckdosen bzw. Steckdosen-Batterien) anzubringen und alle elektrisch betriebenen Geräte mit Zuleitungen von solcher Länge auszustatten, daß die Verwendung o. a. Hilfsmittel ausgeschlossen ist. Gegen eine gemäß VDE 0171 installierte Stand- bzw. Versorgungssäule bestehen keine Bedenken.

Elektrische Fußschalter sind beim gleichzeitigen Arbeiten mit zündfähigen Narkotika nur dann statthaft, wenn letztere im „geschlossenen System" angewandt werden — es sei denn, die Fußschalter sind „explosionsgeschützt" ⓔⓧ nach VDE 0171.

Hilfsgeräte wie (Sekret-)Saugpumpen, Geräte mit (Hand-)Motoren etc. waren 141mal — entsprechend 22,9% — die Ursache für Brände und Explosionen. Die absolute Zahl dürfte etwas niedriger liegen, da — wie bereits bei „Fußschalter und Verlängerungskabel" gesagt — in einigen Fällen der Fußschalter mit zum Gerät gerechnet wurde.

Die Zündquellen bei Saugpumpen sind Schalter [*174*] und Schleifkontakte des Motors [*45, 134*]. In den meisten Fällen stand die Saugpumpe zwar „abseits" vom Kopf des Operationstisches, doch wurde die Ausbildung eines Gefahrenbereiches im Verlauf der Narkose mit offenem oder halboffenem System allgemein unterschätzt. Eine durchweg nicht bekannte Provokation war das Umherlaufen von Personal, welches Narkosegemisch-Schwaden auf- bzw. umherwirbelte. In 3 bekannten Fällen riß der Anaesthesist beim Einschalten der Saugpumpe eine Schwade aus seinem Bereich mit, welche am Gerät entzündet wurde und dann eine Zündbrücke zum Patienten bildete. Eine annähernde Zahl der Unglücksfälle, bei denen das Gemisch durch den Schlauch angesaugt und *im Gerät* gezündet wurde, war nicht zu erfassen.

Durch elektrisch betriebene *Gipssägen, Bohrer* und sonstige derartige Geräte verursachte Unglücksfälle wurden in anderen Zusammenstellungen nicht detailliert aufgeführt; innerhalb der erfaßten Einzelfälle konnte ein solcher nicht ermittelt werden.

Für die Verwendung elektrisch betriebener Hilfsgeräte bei gegebenem Gefahrenbereich gelten wahlweise drei Grundforderungen:
a) Die Geräte müssen entweder „explosionsgeschützt" ⓔⓧ nach VDE 0171 ausgeführt sein, zumindest jedoch „operationssicher" ⓔⓧₒₚ nach VDE 0750 oder
b) sie müssen außerhalb des Gefahrenbereiches stehen, so daß kein zündfähiges Gemisch dorthin verschleppt bzw. angesaugt wird oder
c) es ist auf eine Methode mit nichtzündfähigen Narkosemitteln überzugehen.

Für Neu- oder Umbau bzw. Renovierung des Operationstraktes wird eine zentrale Vakuumanlage empfohlen, bei der die Auffangflaschen z. B. in einer Wandnische untergebracht sind. Hierdurch lassen sich einmal die funkenerzeugenden Absaugpumpen im Gefahrenbereich vermeiden, zum anderen wird auch gleichzeitig ein

Narkose-Brände und -Explosionen

Hindernis aus dem heutzutage gerätemäßig oft überbelasteten Operationssaal beseitigt.

Leuchten und Endoskope lösten in 10 Fällen — entsprechend 1,6% — Brände und Explosionen aus. Sie ereigneten sich infolge von Öffnungs- oder Schließfunken durch sogenannte Wackelkontakte, Kurzschlüsse oder Zerbersten von Glühbirnchen des Endoskopes (s. a. A 4.3) während oder unmittelbar nach Verabfolgen eines zündfähigen Narkosegemisches [*32, 45, 134*].

In einem Fall war es eine ortsveränderliche *Operations-Hilfsleuchte* mit biegsamem Halsteil, welche — entweder durch einen Wackelkontakt oder durch hohe Oberflächentemperatur der Glühlampe — in etwa 50 cm Entfernung schräg oberhalb vom Kopf des Patienten ein Äther-Luft-Gemisch zur Entzündung brachte [*168*]. Wackelkontakte oder Kurzschlüsse waren die Ursache für 2 Unglücksfälle, die durch Batterie-gespeiste *Stableuchten* verursacht wurden — ebenso wie in 3 durch *Laryngoskope* und 1 durch ein *Oesophagoskop* ausgelösten Unglücksfällen. Bei den 3 Explosionen, die sich durch *Bronchoskope* ereigneten, ist eine rekonstruktive Erklärung wegen der mechanischen und elektrisch-thermischen Belastungsempfindlichkeit der kleinen Glühbirnen nicht möglich gewesen.

Die Vorbeugungsmaßnahme hinsichtlich ortsveränderlicher Operationsleuchten besteht darin, diese außerhalb des jeweiligen Gefahrenbereiches zu halten. Bei Stableuchten/Leuchtspateln und Endoskopen sind dagegen zur Vermeidung von Fehlerquellen und damit der Wahrscheinlichkeit der Entstehung von Zündfunken besonders mechanisch und elektrisch sichere Ausführungen erforderlich. Um bei den unvermeidlich kleinen Luftabständen und kleinen Kriechstrecken usw. die Fehlerentstehung einzuschränken, arbeiten die Geräte nach VDE 0750 mit niedriger Spannung von 2,5 V (Skope) ... 6 V (Spatel), außerdem ist die Stromstärke begrenzt. Die Stromkreise sind jedoch nicht eigensicher! (Eigensicher ist ein Stromkreis mit so geringer Energie, daß eine Entzündung explosionsfähiger Gas- oder Dampf-Luft-Gemische weder durch Funken bei Stromschluß oder -unterbrechung, noch durch andere Wärmewirkungen eintritt.) Auf einwandfreie Beschaffenheit der Geräte ist daher stets zu achten. Arbeiten die Geräte nicht — wie im Hinblick auf die Vermeidung von Zuleitung wünschenswert — mit Trockenzellen-Batterien, sondern mit Transformatoren, so müssen diese — wenn sie nicht explosionsgeschützt sind — ebenso wie die Energiequelle nach VDE 0750 außerhalb des Gefahrenbereiches liegen; dies gilt auch für strombegrenzende Transformatoren, da die Stromkreise — wie bereits erwähnt — nicht eigensicher sind.

Röntgen-Geräte werden — ebenso wie die ortsfesten Geräte — als mögliche Zündquelle allgemein in ihrer Gefährlichkeit unterschätzt. Sie lösten 25 Brände und Explosionen — entsprechend 4,1% — aus. Die Vielzahl der Zünd- bzw. Fehlerquellen an Rö-Geräten können im Rahmen dieser Monographie nicht einzeln aufgeführt werden, denn sie beginnen bei dem Hauptschalter und enden bei den Zusatzgeräten. Meist war es die Röntgenröhre, die unmittelbar in den Gefahrenbereich eingebracht wurde [*27, 32, 45, 134*], wie u. a. auch bei dem wirklich seltenen Fall, als während einer Knochenbruch-Einrichtung hierdurch das sauerstoff-angereicherte Gemisch einer Chloräthyl-Rausch-Narkose zur Explosion gebracht wurde [*32*]. Das folgende Unfallgeschehen, bei welchem verschütteter Äther als aufgewirbelte Schwade durch das laufende Rö-Gerät entzündet wurde, dürfte sich häufiger als der erfaßte 1 Fall ereignet haben; in einem weiteren Fall erfolgte die Entzündung einer in einem Abwurfeimer stehenden Äther-Hautdesinfektionsmittel-Schwade durch den probelaufenden Transportmechanismus einer Röntgen-Kamera [*62*].

Beim Arbeiten mit Röntgen-Geräten müssen die gleichen Vorbeugungsmaßnahmen angewandt werden wie sie für Elektrochirurgie-Geräte festgelegt sind — es sei denn, das Gerät ist operationssicher (Ex)_{op} nach VDE 0750. Derartige Konstruktionen sind bisher jedoch nur in den USA erprobt worden.

Überwachungs- und Wiederbelebungs-Geräte bedürfen im Sinne der Vollständigkeit einer kurzen Besprechung. Zwar konnte bisher *kein* durch solche Geräte ausgelöster Unglücksfall ermittelt werden — die Möglichkeit hierzu ist jedoch durchaus gegeben, wie es auch noch nicht abzusehen ist, wann bzw. ob man überhaupt in der nächsten Zeit schon prinzipiell auf zündfähige Narkotika verzichten kann.

a) *Überwachungsgeräte*

Elektromedizinische Geräte zur Bestimmung des *Atemvolumens* müssen, wenn im Bereich vom Meßkopf (Durchströmungsmesser/Gasuhr) die Möglichkeit der Funkenbildung oder der Erwärmung von $>$ 100 °C gegeben ist, entsprechend VDE 0171 „explosionsgeschützt" (Ex) sein.

Eventuelle weitere Teile der Einheit (Verstärker-Kanal, Sicht- bzw. Registrier-Gerät) müssen außerhalb des Gefahrenbereiches (s. A. 5.3) gehalten werden — es sei denn, sie sind „operationssicher" (Ex)_{op} gemäß VDE 0750.

Für elektromedizinische Geräte zur Bestimmung von *Atemdruckwerten* gilt hinsichtlich des Meßkopfes (Differentialdruckmesser) gegebenenfalls dasselbe; ebenso für die weiteren Teile der Einheit.

. *Gas-Analysatoren* sollen, sofern sie nicht entsprechend VDE 0750 „operationssicher" (Ex)_{op} sind, in jedem Fall außerhalb des Gefahrenbereiches aufgestellt werden. Die Meßkammer selbst, bei welcher ein von einer Heizspirale ausgesandter (z. B. Infrarot-)Wärmestrahl durch das strömende Gas- oder Dampf-Gemisch geleitet wird, dürfte jedoch erst dann eine Gefahren- bzw. Zündquelle darstellen, wenn sie mit Reflektoren, d. h. Bündelung der Strahlen und demzufolge auch mit stärkerer Erwärmung arbeitet.

Bei elektromedizinischen Geräten zur Bestimmung von *Blut-(Druck-)Werten* gilt in bezug auf die Meßköpfe (Druck- und Meßkammern, Rezeptoren) dasselbe, wie bei den Geräten zur Bestimmung des Atemvolumens; ebenso für die weiteren Teile der Einheit.

Elektrokardiografen, Elektroencephalografen, Elektrothermometer, ortsveränderliche Herzkatheter-Einheiten, elektrisch betriebene Blutverlust-Meßgeräte u. a. m. — insbesondere kombinierte, d. h. Mehrfach-Meß- und Überwachungs-Einheiten, sowie jegliche Art von „Monitoren" — müssen außerhalb des Gefahrenbereiches verbleiben, es sei denn, die Narkose wird im geschlossenen System durchgeführt.

b) *Wiederbelebungsgeräte*

Bei der Anwendung von Wiederbelebungsgeräten erübrigen sich spezielle Vorbeugungsmaßnahmen insofern, als ja unmittelbar auf Beatmung mit sauerstoffreichen Luftgemischen bzw. reinem Sauerstoff übergegangen wird und etwaige gefährliche Konzentrationen bis zum Arbeiten mit solchen Geräten „abgeblasen" sein dürften.

Über Kurzwellengeräte zur forcierten Wiedererwärmung bei Operationen in Hypothermie siehe D 4.

Elektrochirurgie-Geräte sind ein nahezu unentbehrliches Hilfsmittel im Operationssaal geworden. Ihre Unfallquote ist deshalb mit den auf Tab. 1 erfaßten 120 Bränden und Explosionen — entsprechend 19,4% — die zweithöchste innerhalb der elektrisch betriebenen Geräte.

Die Gewohnheit mancher Chirurgen, beim Arbeiten mit Elektrochirurgie-Geräten die entsprechenden Vorsichtsmaßregeln zu mißachten, ist bis in die Jetztzeit der Grund für die anfangs genannte relativ große Zahl derart verursachter Brände und Explosionen.

Abgesehen von elektrischen Unglücksfällen (s. D 4.) sind bei ihrer Anwendung durch aktive Elektrode und Geräteinneres Zündquellen einmal für Narkotikum-Gemische gegeben, zum anderen für Reinigungs- und Desinfektionsmittel (s. B 2.), im Körper verbleibende Narkose-Gase und -Dämpfe (s. B 4.) und endogene physiologische Gase (s. B 5.). Entgegen früheren Behauptungen trifft es nicht zu, daß ein Patient durch Hochfrequenzstrom statisch aufgeladen wird; vielmehr liegt nur so lange Spannung an ihm, wie der HF-Generator eingeschaltet ist. Dagegen besteht jedoch die Möglichkeit, daß sich an diesem Patienten, der im eingeschalteten HF-Stromkreis einen endlichen Widerstand darstellt, durch Spannungsabfall eine Potentialdifferenz gegenüber dem Operationstisch (besonders wenn er geerdet ist) bildet, welche zu unkontrollierbaren Stromübergängen mit Funkenbildung im gesamten Bereich zwischen Patient und Operationstisch Anlaß geben kann! Selbst beim Operieren im unteren Körperbereich und allgemein üblicher Anbringung der negativen Elektrode am *Oberschenkel* oder am Gesäß, muß mit Stromübergängen im *oberen* Körperbereich gerechnet werden.

Die *zusätzliche Erdung* des Patienten an einer von der negativen Elektrode entfernt liegenden Stelle — zugleich auch als Vorbeugungsmaßnahme gegen elektrostatische Aufladungen — kann diese Nebenschlüsse nicht verhindern, da die Stromverteilung nach dem Kirchhoffschen Gesetz

$$I = I_1 + I_2$$

entsprechend den Widerständen erfolgt. Sie bringt im Gegenteil zusätzlich eine Gefährdung durch niederfrequenten Netzstrom, wenn im Fehlerfalle (z. B. Bruch des Schutzleiters im Kabel, Verwendung eines Verlängerungskabels ohne dritte Ader) die Erdverbindung des HF-Gerätes über das Schutzleitungssystem unterbrochen ist und die Masse des Gerätes unter Netzspannung steht.

Die auffallend geringe Zahl von Unglücksfällen bei Chloräthyl beruht darauf, daß nur die exakt zu ermittelnden Fälle aufgeführt wurden; die relativ große Zahl beim Äther ist dagegen damit zu erklären, daß er für die

Masse der Krankenhäuser immer noch ein Standardmittel ist. Es sollte jedoch möglich sein, alle im Operationssaal beschäftigten Personen zur ständigen und bewußten Berücksichtigung der folgenden Grundregeln zu bewegen.

Vorsichtsmaßnahmen bei der Verwendung von elektrochirurgischen Geräten, Begrenzung ihrer Anwendung:
Vor jeder Operation muß sich der Anaesthesist darüber informieren, ob überhaupt oder in welchen Verlaufsabschnitten mit der Anwendung von Elektro-Chirurgie zu rechnen ist und dementsprechend seine Vorbereitungen treffen [140]:
a) *Anwendung von Beginn der Operation an*
1. *Bei Operationen im Kopf-, Hals- und Thoraxbereich*
ist von vornherein eine Narkosemethode mit nichtzündfähigen Mitteln zu wählen.
2. *Bei Operationen unterhalb des Zwerchfelles*
sind zündfähige Narkotika nur im *absolut geschlossenen* Atemsystem statthaft;
im *halb-geschlossenen* System dagegen nur,
wenn gleichzeitig ausreichende „lüftungstechnische Maßnahmen" (s. A 7.) gewährleistet sind, oder
statt dieser die aktive Elektrode in „operationssicherer" Ausführung ("bras escamotable"), d. h. in Verbindung mit einem Inertgas wie Stickstoff [13] verwendet wird und
das dabei verwendete Elektro-Chirurgiegerät entweder außerhalb des Gefahrenbereiches (s. A 5.3) steht oder „operationssicher" Ex_{op} nach VDE 0750 ist.
b) *Anwendung im Verlauf einer Operation*
1. *Bei Operationen im Kopf-, Hals- und Thoraxbereich*
ist ohne Ausnahme auf eine Narkosemethode mit nicht zündfähigen Mitteln überzugehen *und* vor dem elektrochirurgischen Arbeiten
einmal der Magen mittels eines Schlauches zu entleeren,
zum anderen die Ausatemluft auf ihre evtl. Zündfähigkeit mittels des sogenannten „Flagg-Testes" [35] zu prüfen (s. B 4.).
Eine Probe der ausgeatmeten Luft wird mit einer 10 ccm Injektionsspritze aus der Mundhöhle aufgezogen, und der Konus mit dem Finger abgedichtet. In einem benachbarten Raum wird dann der Kolben vollends herausgezogen und das offene Ende der Spritze über eine Spiritusflamme gehalten: Ein brennbares Gemisch verändert die Farbe der Flamme nach rot hin, ein explosibles verpufft oder knallt. In einem Fall zersplitterte die Glasspritze, so daß eine kleine Vollgummi-Ohrendusche vorgezogen wurde. Größere Duschen enthalten möglicherweise bereits soviel davon, daß eine Explosion erfolgen kann.
2. *Bei Operationen unterhalb des Zwerchfelles*
kann entsprechend a) 2. verfahren werden. Sind keine „lüftungstechnischen Maßnahmen" gegeben, so muß der Raum vor dem elektro-chirurgischen Arbeiten ausreichend gelüftet worden sein.

6.27 Elektrostatische Entladungsfunken

Der Bildung von elektrischen Funken und Lichtbögen als Ursache für Narkose-Brände und -Explosionen wird bereits seit Jahrzehnten steigendes Interesse entgegengebracht, der statischen Elektrizität hingegen bei weitem noch nicht genug Beachtung geschenkt. Bei der modernen Bauweise von Krankenhäusern mit Isolier- und Dämpfungsschicht auf dem Betonboden und den nur selten ausreichend leitfähigen Fliesen- oder Kunststoffbelägen

Narkose-Brände und -Explosionen

muß in gesteigertem Maße mit der Bildung von elektrostatischen Aufladungen und deren Entladungsfunken gerechnet werden — besonders im Operationstrakt. Hinzu kommt die stetig zunehmende Verwendung von Plastik- oder Kunstfaserstoffen für Geräte und menschliche Bekleidung, welche die Gefahren der elektrostatischen Aufladungen noch um ein Beträchtliches erhöhen.

Elektrostatische Entladungsfunken sind innerhalb der auf Tab. 1 ausgewerteten 617 Brände und Explosionen die häufigste Ursache überhaupt. Sie lösten 154 Unglücksfälle aus — entsprechend 25%, welche sich fast ausschließlich im Verlauf der Narkose ereigneten; über die durch Regurgitation — auch von endogen physiologischen Gasen — verursachten Unglücksfälle s. B 4. und B 5.

Eine Spezifizierung der Funkenquellen war aus dem Schrifttum wie auch bei den selbst in Erfahrung gebrachten Fällen lediglich zu einem Bruchteil möglich, da entweder nur bei einem Teil der Berichtenden entsprechende Kenntnisse vorlagen oder der Unfallhergang retrospektiv nicht genau zu klären war.

6.271 Begriffsbestimmungen

Elektrostatische Aufladungen sind elektrische Ladungen, die sich durch mechanische Trennung (beim Strömen, Abheben, Reiben, Zerkleinern, Ausgießen, Ausschütten) gleichartiger oder verschiedenartiger Stoffe, wovon mindestens einer ein Nichtleiter ist (Oberflächenwiderstand $>10^8$ Ohm), auf den getrennten Stoffteilen oder auf in der Nähe befindlichen Leitern infolge Influenz ansammeln (Aufladungsvorgang). Solche Aufladungen entstehen auch beim Strömen von isolierenden Flüssigkeiten durch (leitende) Leitungen selbst dann, wenn letztere geerdet sind. Die Erdung legt jedoch nur einen Pol fest, die Potentialdifferenz als Folge des Aufladungsvorganges bleibt aber bestehen. Bewegt sich z. B. die Flüssigkeit nur sehr langsam oder kommt sie zur Ruhe, so verliert sie in einem leitfähigen Gefäß im Laufe kürzerer oder längerer Zeit (10^{-3} sec bis einige min) je nach ihrer Leitfähigkeit die Ladung.

Nach der Coehnschen Regel wird der Gegenstand, der die größte Dielektrizitätskonstante aufweist, positiv aufgeladen, der andere negativ. Dabei ist die Höhe der Aufladung ungefähr proportional der Differenz der Dielektrizitätskonstante.

Die Höhe der Spannung (U) wird durch die auf der Oberfläche befindliche Ladungsmenge in Coulomb (Q), d. h. Ampèresekunden und die Kapazität des betreffenden Körpers in Farad (C) bedingt. In gleichem Maße, wie die Kapazität eines Körpers jedoch größer wird, nimmt bei gleicher Ladungsmenge (Q) die Spannung (U) ab:

$$U = \frac{Q}{C}$$

Eine weitere Aufladungsmöglichkeit ist noch durch Influenz (elektrisches Feld) gegeben.

Elektrostatische Aufladungen können Potentiale von mehreren tausend Volt annehmen. Ihre Entladung führt zu Funken, die zündfähige Gemische entzünden können. Die hierbei freiwerdende Energie (E), d. h. Wattsekunden läßt sich durch die folgenden Beziehungen

$$E = \frac{C \times u^2}{2}$$
$$= \frac{Q^2}{2\,C} - J$$

bestimmen (s. a. Beispiel unter A 4.3).

Im Operationstrakt entstehen solche Aufladungen z. B. beim Gehen mit isolierendem Schuhwerk auf isolierendem Boden, beim Rollen oder Gleiten von Krankenfahren, Tischen, Narkosegeräten usw. auf isolierenden Böden; beim Aufstehen von isolierenden Stühlen oder Tragen, beim Gleiten isolierender Textilien aufeinander oder beim Falten und Entfalten derselben; beim Strömen von isolierenden Gasen in Leitungen (Schläuche des Narkosegerätes), beim Umgang mit nichtleitenden Gummiteilen — besonders bei rhythmischem Bewegen derselben (Atembeutel, Atembalg).

Kommt ein weniger aufgeladener oder geerdeter Körper in die Nähe eines höher elektrostatisch aufgeladenen, so sind beide entsprechend ihrer Potentialdifferenz bestrebt, diese auszugleichen. Der Ausgleich erfolgt durch Büschelentladungen oder durch Überspringen von Funken, wenn die Durchbruchsfeldstärke der Luft überschritten wird. Diese Funken werden als „statische Entladungsfunken" bezeichnet. Sie haben häufig zur Entzündung der unter A 4.4 aufgeführten Narkotikum-Gemische, vorwiegend im Atemsystem des Narkosegerätes geführt.

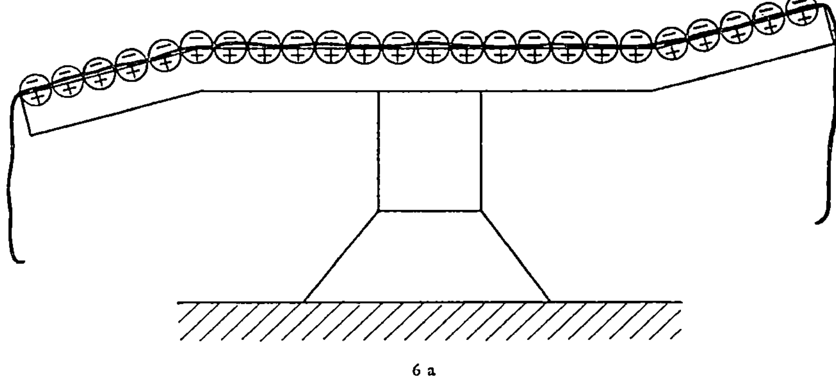

6 a

Abb. 6 a bis d. Elektrostatischer Aufladungsmechanismus

Legende:
zu 6a) Beim Aufliegen sind positive und negative Ladungen vereint.

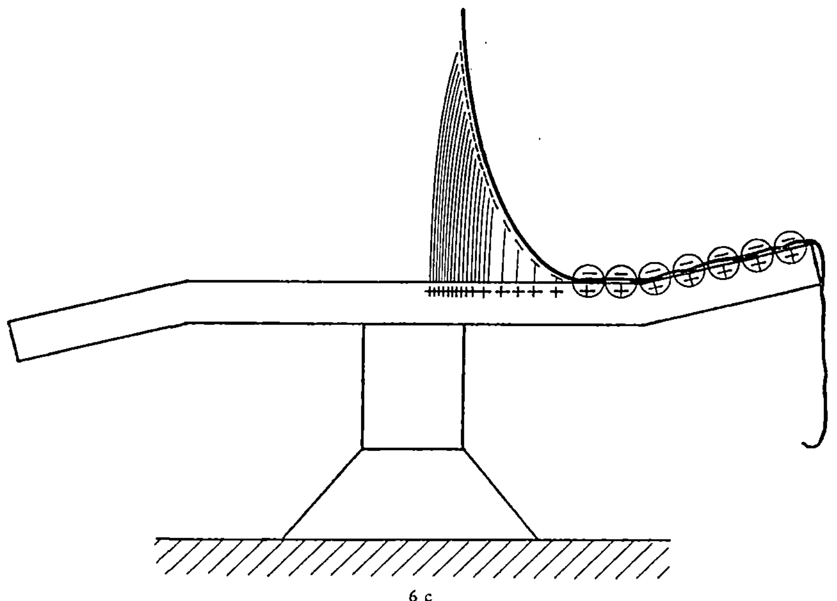

6 b

zu 6b) Bei Abheben des Lakens von der Unterlage entsteht Ladungstrennung. Auf dem isolierenden Laken sind die Ladungen zunächst nicht, auf der leitenden Unterlage sind sie dagegen beweglich. Bei geringer Entfernung zwischen Laken und Unterlage ist die Kapazität C zwischen einem bestimmten Flächenelement des Lakens und der Unterlage noch relativ groß und die Spannung relativ klein.

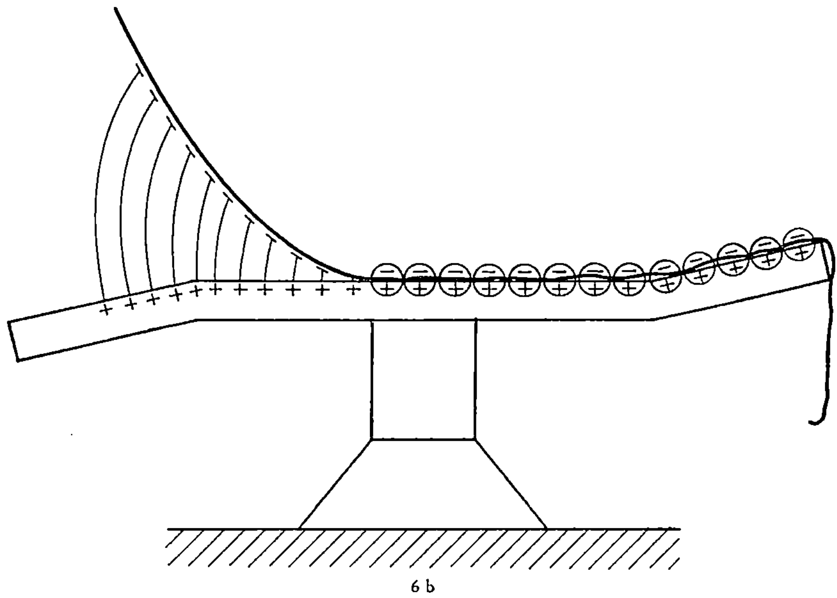

6 c

zu 6c) Mit zunehmender Entfernung nimmt die Kapazität ab, und die
Spannung wächst.

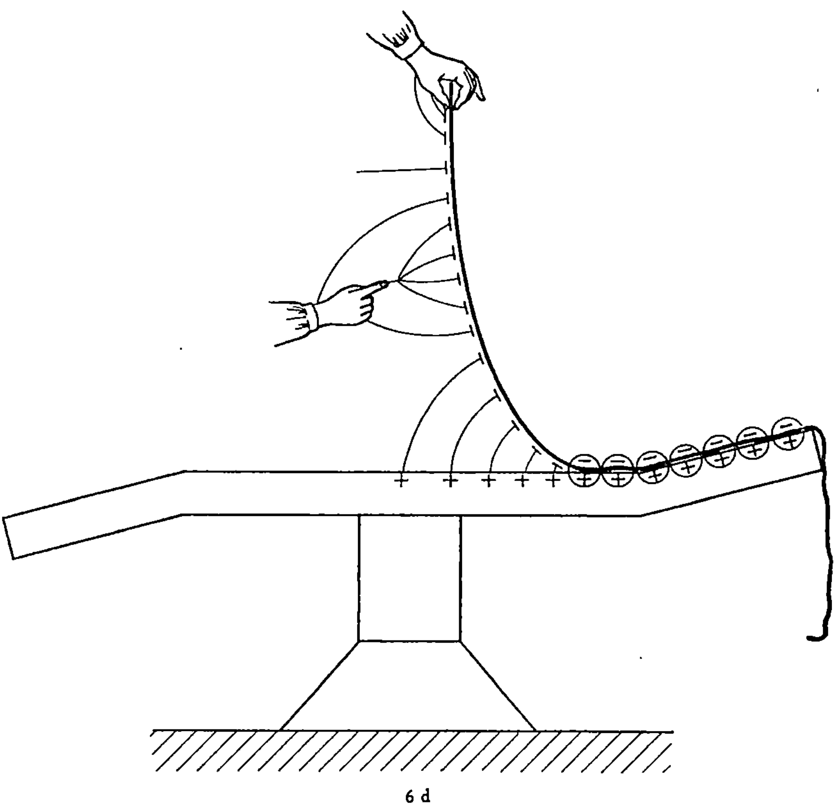

6 d

zu 6d) Wird die Spannung sehr groß, so kann Ladungsverschiebung infolge
ionisierter Luft längs des Lakens erfolgen. Die Ladungskonzentration
auf der Unterlage in der Nähe der Trennstelle kann die Durchbruchsfeldstärke erreichen und zum Funkenüberschlag führen. Bei
Annäherung eines leitenden Körpers, z. B. eines Fingers, an ein auf-
geladenes nichtleitendes Tuch, können aus dem Leiter, hier dem
Finger, Büschelentladungen heraustreten; hierbei ist der Entladungs-
stiel der Büschelentladung zündfähig. Aus sehr dünnen, sehr spitzen
Gegenständen, z. B. einer Nadel, sprühen bereits in größerer Entfernung von dem aufgeladenen Gegenstand, hier dem Tuch, nicht
zündfähige Ladungen ab, daher Verwendung von Spitzenkämmen
zur Entladung.

Ableiter sind feste oder flüssige Stoffe, deren spezifischer Widerstand an
sämtlichen Stellen auch unter den ungünstigsten Bedingungen (z. B. bei geringer Luftfeuchtigkeit) nicht größer als 1 Meg Ω (10^6 Ohm)·cm ist; häufig

haben sie einen Oberflächenbelag (z. B. Lack), so daß der Oberflächenwiderstand gemessen mit dem Schneidengerät nach VDE 0303 Teil 3 § 7 einen Wert von $10^7 \, \Omega$ überschreitet; in diesem Fall kann sich der Leiter bei Aufladungsvorgängen wie ein Nichtleiter verhalten.

Nichtleiter sind feste oder flüssige Stoffe, deren spezifischer Widerstand größer als $10^6 \, \Omega \cdot \text{cm}$ ist. Zuweilen haben Nichtleiter einen leitfähigen Oberflächenbelag (z. B. durch Luftfeuchtigkeit), so daß der Oberflächenwiderstand gemessen mit dem Schneidengerät nach VDE 0303 einen Wert von $10^7 \, \Omega$ unterschreitet; in diesem Fall kann sich der Nichtleiter bei Aufladungsvorgängen wie ein Leiter verhalten.

Der Ableitwiderstand eines Stoffes, z. B. Fußbodenbelag, ist der Widerstand, der an dem Stoff zwischen einer Elektrode und Erde gemessen wird. Die Berührungsfläche der Elektrode mit dem Stoff darf 20 cm² nicht übersteigen.

Elektrostatisch geerdet sind feste Stoffe, deren Ableitwiderstand an jeder Stelle nicht größer als $10^6 \, \Omega$ ist.

Bei einem Ableitwiderstand von $10^6 \, \Omega$ ist nach dem bisherigen Stand der Kenntnisse auch bei extremen Bedingungen nicht mit der Ansammlung gefährlicher elektrostatischer Aufladungen zu rechnen. Unter günstigeren Bedingungen reichen daher auch höhere Widerstände bis $10^8 \, \Omega$ zur Ableitung aus. Solche Widerstände sind beispielsweise zulässig bei kleineren Geräten oder Apparateteilen, deren Kapazität weniger als 100 pF beträgt. Ein solcher Ableitwiderstand kann auch bei Stoffen erreicht werden, die als Nichtleiter definiert sind.

6.272 Widerstände und Aufladungen von Personen

Von primärer Bedeutung bei der Aufladung von Personen ist der Standortübergangswiderstand, der einmal von der Leitfähigkeit des Schuhwerkes, d. h. dessen Sohlen abhängt [49, *173, 180*], zum anderen von der Art der Strümpfe [*66*]. Dies sei durch folgende, nebenstehende Tabelle veranschaulicht.

Legende zu Tab. 15:

Während Gummi- oder Kunststoffsohlen als ausgesprochene Nichtleiter per se schon elektrostatische Aufladungen bewirken bzw. durch entsprechende Kleidung entstandene Aufladungen nicht ableiten, können Ledersohlen, wenn sie durch längeres Tragen mit Schweißrückständen, d. h. Elektrolyten durchsetzt sind, oder wenn sie von außen her entsprechende Feuchtigkeit aufgenommen haben, von Nichtleitern zu regelrechten Halbleitern $(\ldots 10^8 \, \Omega)$ werden. Bei den Strümpfen ist erst den sogenannten „zwei rechts zwei links Wollsocken" Bedeutung beizumessen.

In die Praxis übertragen besagt Tab. 15 — ableitfähiger Fußbodenbelag vorausgesetzt (s. A 6.274) — daß beim Gehen bzw. Schlürfen mit den üblichen Strümpfen in lederbesohlten Schuhen elektrostatische Aufladungen im Stadium ihres Aufbaues (rd. 0,2 sec) bereits wieder abgeleitet werden.

Widerstände und Aufladungen von Personen

Tabelle 15. *Standortübergangswiderstand von Personen in Meg Ω*

Schuhe	Gummi- od. Kunststoffsohlen	einige Std. Tragdauer	> 1000
	Ledersohlen		< 15
Strümpfe bei normaler Fußschweißabsonderung	(Perlon)Wolle od. Baumwolle *Mittelstarkes* Gewebe	Frisch gewaschen od. neu	1 ... 50
		2 Std. Tragdauer	0,1 ... 1
		20 Std. Tragdauer	0,001... 0,1
	Wolle *Starkes* Gewebe	Frisch gewaschen od. neu	1 ...1000
		2 Std. Tragdauer	0,1 ... 10
		20 Std. Tragdauer	0,01 ... 1

Inwieweit nun Fußbodenbelag, Bekleidung und Art der Betätigung einen Einfluß auf die elektrostatische Aufladung von Personen haben, mag die Tab. 16 [55] besser veranschaulichen, als es mit Worten beschrieben werden kann (der Einfluß der relativen Luftfeuchtigkeit wird noch unter A 7.2 eingehend besprochen):

Tabelle 16. *Elektrostatische Aufladung von Personen in Volt*

Fußbodenbelag	relative Luftfeuchtigkeit in %	Schuhsohlen	Kleidung	gehen, schlürfen	Aufstehen vom Metallhocker
Linoleum	45—50	Gummi	Wolle und Baumwolle	...1500	...1000*
		Leder		0	...1000*
Gummi	45—50	Gummi	Baumwolle	> 1000	0
		Leder	Kunstseide	> 1000	...1000
Kalkstein.	45—50	Gummi	Baumwolle	... 500	... 100
		Leder		0	... 100
Fliesen . . . . . . (übl. Material)	45—50	Gummi	Wolle und Baumwolle	... 600	...3700*
		Leder		0	0*
Terrazzo . . . . . (o. Metallgitter)	45	Gummi	Wolle	... 500	...3000*
		Leder	Baumwolle	0	... 100*

* Sitzfläche mit Kunstleder (oder Emaille) überzogen.

Legende:

Personen, die sich in isolierendem Schuhwerk auf nichtleitendem Boden bewegen, laden sich elektrostatisch auf und geben bei Berührung von weniger aufgeladenen bzw. von geerdeten Gegenständen Anlaß zu Entladungsfunken. Zu diesen Aufladungen provozieren ganz besonders Kleidungstücke aus Wolle, Seide, Kunstseide, Nylon oder Perlon, sowie alle weiteren, ständig im Zunehmen begriffenen Kunstfasern. In besonders gelagerten Fällen, bei denen sich z. B. eine mit Wolle bekleidete Versuchsperson nach kurzem Rutschen von einem mit Kunstleder überzogenen und mit isolierenden (Gummi-)Füßen ausgestatteten Metallschemel erhob — die Untersuchungen wurden bei wahrscheinlich sehr niedriger relativer Luftfeuchtigkeit auf Zementboden durchgeführt — waren Aufladungen ...18 400 V zu beobachten; bei Ableitungsmaßnahmen durch Umwickeln eines bzw. dreier Füße des Schemels mit Zinnfolie — was etwa der Wirkung von sogenannten Schleifketten gleichzusetzen ist — betrug die Aufladung der betreffenden Person nur noch 2600 bzw. 135 Volt [55].

Als Vorbeugungsmaßnahme gegen elektrostatische Aufladungen von Personen steht an erster Stelle der getragene Schuh mit Brand- und Laufsohle aus Leder, dem im Operationstrakt selbstverständlich ein Schuh mit leitfähiger Gummisohle noch vorzuziehen ist. Eine ebenfalls brauchbare Maßnahme ist der Operations-Überschuh mit leitfähiger Sohle, wobei der Innenschuh allerdings den anfangs geschilderten Bedingungen entsprechen muß; weiterhin leitfähige Schuh-„Straps" aus Metallgespinst oder leitfähigem Gummi, welche in Längsrichtung über Sohle-Absatz fixiert sind und oberhalb der Ferse zwischen Strumpf und Haut eingeschlagen werden [120]. Diese letztere, besonders in den USA recht weit verbreitete Methode hat sich bei uns — wahrscheinlich wegen der weit geringeren Verwendung von Kohlenwasserstoffgasen und entsprechend weniger Unglücksfällen — nicht durchgesetzt. Leitfähigen Fußboden vorausgesetzt, verhindern diese Maßnahmen nicht nur die elektrostatische Aufladung einer Person, sondern ermöglichen es auch, etwaige auf die Person übertragene Ladungen von isoliert stehendem Mobiliar und Gerät (Krankenfahren!) sofort abzuleiten. Hinsichtlich der Bekleidung ist die geringste Möglichkeit der Aufladung durch Baumwoll- oder Leinengewebe gegeben — selbst bei niedriger relativer Luftfeuchtigkeit.

Grundsätzlich müssen als verboten gelten:
a) Isolierende Operationsschuhe, mit Gummi oder Kunststoffen besohlte, sowie noch wenig getragene — nicht durchgeschwitzte — Schuhe mit Ledersohlen
b) Operationsschürzen aus Gummi oder Kunststoff
c) Oberbekleidung aus Wolle, Seide und Kunstfaserstoffen (Pullover)
d) Unterwäsche aus Wolle, Seide oder Kunstfaserstoffen
e) Woll-, Seiden- oder Kunstfaser-Strümpfe aus starkem Gewebe
f) Zutritt von Besuchern, deren Schuhe und Bekleidung unter a—e fallen.

Die elektrisch leitfähige Verbindung von Personen, Narkosegerät und Operationstisch untereinander mit Kabeln, z. B. dem „Horton Intercupler", einem 800-kΩ-Stern-Widerstand [186] bzw. eine generelle Erdung ist insofern nicht mehr vertretbar, als jede hinzukommende Person durch höheres Ladungspotential einen Ausgleichsfunken zu der geerdeten Gruppe verursachen kann [172].

6.273 Widerstände und Aufladung von Mobiliar und Narkosegeräten

Ein weiteres Problem sind die Standort-Übergangswiderstände von Mobiliar und Narkosegeräten, welche zur Vermeidung von Geräuschen durch Gummi- oder Kunststoffrollen bzw. durch ebensolche Füße oft hoch isoliert sind. Selbst bei Rollen, die von der Industrie als „leitend" angeboten werden, ist oft noch Vorsicht am Platze — schwarzer Gummi ist nicht gleichbedeutend mit „leitfähig"! Ebenso wie bei Personen provozieren Standortübergangswiderstände von mehr als 1 MegΩ elektrostatische Aufladungen bzw. machen ihre Ableitung praktisch unmöglich — lediglich bei kleineren Gegenständen wie z. B. Schemeln, mit einer Kapazität von weniger als 100 pF geben die anfangs erwähnten 10 Meg Ω noch eine relativ sichere Ableitmöglichkeit. Einen allgemeinen und vergleichenden Überblick gibt die folgende Zusammenstellung aus amerikanischen [54, 55] und deutschen [26, 65, 145] Untersuchungen.

Tabelle 17.

Standortübergangswiderstände von Mobiliar und Narkosegeräten in Meg Ω

Gegenstand	Übergang	Fußbodenbelag	Widerstand
Operationstische	leitfähige (Bronze-)Rollen	Gummi od. Linoleum	> 5000
		mit Raster	> 5000
		feuchtes Tuch üb. d. Fußblock	... 400
		Kalkstein od. Fliesen	... 2500
		mit Raster	... 50
		feuchtes Tuch üb. d. Fußblock	... 42
	nicht leitf. Rollen	leitf. Terrazzo	... 27
			> 1000
Narkosegeräte	leitfähige (Gummi-)Rollen	Fliesen	12... 120
		leitf. Terrazzo	0,002
	nicht leitf. Rollen		> 1000
Krankenfahren, Ständer etc.	leitf. Rollen	leitf. Terrazzo	0,02
	nicht leitf. Rollen		> 1000
Schleifkontakte	Messing-Ketten	leitf. Terrazzo	0,004 ... > 1000*
	Kupfer-Litze		

* Variabel durch Gewicht, Aufliege- d. h. Kontaktfläche bzw. Verunreinigungen, besonders bei Ketten.

Legende:

Die Notwendigkeit leitfähiger Rollen, Raster (oder Füße) ist klar ersichtlich, da sie auf Fliesen — selbst wenn deren Ableitfähigkeit (s. A 6.274) an der Grenze des Zulässigen liegt — zumindest noch eine annähernde Sicherheit gewährleisten.

Bei den Narkosegeräten spielt das meist in Form eines Schwenkarmes ausgeführte (Kreislauf-)Atemsystem hinsichtlich der möglichen elektrostati-

Narkose-Brände und -Explosionen

schen Aufladungen bzw. deren Ableitung eine ebenso große Rolle wie der Standortübergangswiderstand.

Die folgende Tabelle soll die Widerstände an Narkosegeräten aus der Zeit um 1930 veranschaulichen und der Übergangszeit um 1950 [59], bzw. die der Standard-Geräte um 1960 [145] zeigen, und damit gleichzeitig eine Teil-Erklärung für das nur schleppende Abnehmen von Bränden und Explosionen in Narkosegeräten geben.

Tabelle 18. *Widerstände im Narkosegerät in Meg Ω*

Teil des Gerätes	um 1930	um 1950	um 1960
Masken	>1 000 000	0,2... 3,0	0,14 ... 0,35
Schläuche, parallel	> 10 000	30 ... 300	0,14 ... 0,5*
Atembeutel	>1 000 000	... 9 000	0,25 ...10,0**
über 4 Rollen	>1 000 000	...10 000	0,002... 0,04
Maske bis Fahrgestell- (-Rollen)	>1 000 000	...10 000	... 1

* Oft sterilisiert und brüchig ... 1,5.
** Oft sterilisiert und brüchig ... 25.

Legende:

Spalte 1 zeigt, wie notwendig es war, die Narkosegeräte der früheren Jahre zu erden, wobei allerdings das Risiko überspringender statischer Entladungsfunken von hinzukommenden, aufgeladenen Personen — damals bei medizinischem Personal nicht immer bekannt — mit in Kauf genommen werden mußte. Spalte 2 zeigt deutlich die Bemühungen der Industrie, den Forderungen der Medizin nachzukommen: Während die Leitfähigkeit von Fahrgestellrollen infolge der in Krankenhäusern erst aufkommenden leitfähigen Fußbodenbeläge noch im Hintergrund stand, weisen die Gummiteile des Atemsystems z. T. bereits eine Leitfähigkeit auf, die zumindest das Entstehen von Aufladungen verhindern kann — mit Ausnahme des Atembeutels. Bei diesem zeigen sich, wie in Spalte 3 zu sehen ist, selbst jetzt noch gewisse Unzulänglichkeiten, da dem Problem der besseren Leitfähigkeit durch vermehrte Kohlenstoffzuschläge [165, 166] das der abnehmenden Elastizität bzw. des wesentlich früheren Zerfalls des Gummis infolge der nach jeder Narkose notwendigen Sterilisation gegenüberstehen. Letzteres gilt besonders für die sogenannte Kalt-Sterilisation mit Äthylenoxyd, deren Auswirkungen auf den Körperchemismus übrigens noch nicht endgültig geklärt sind.

Die elektrostatische Aufladung von Mobiliar und Narkosegeräten ist nur möglich, wenn diese isoliert stehen bzw. nichtleitende Teile aufliegen (z. B. Matratzen) oder eingefügt (z. B. Atemschläuche) sind. Dementsprechend kann dieser Vorgang einmal durch Bewegen, d. h. Rollen oder Schieben, hervorgerufen werden, zum anderen durch Reiben mit bzw. Wegnehmen von

Decken, Bezügen etc. aus nichtleitendem Material; nicht zuletzt infolge Berührens durch bereits aufgeladene Personen über den Potentialausgleich. Hierfür wiederum einige typische, vergleichende Beispiele [54, 55], die in der täglichen Praxis zu einer Reihe von Explosionen geführt haben [21, 77].

Tabelle 19. *Elektrostatische Aufladung von Mobiliar in Volt*

Fußbodenbelag	relat. Luftfeuchtigkeit in %	Operationstische mit leitfähigen Rollen aber nicht-leitfähigen Gummiauflagen			Krankenfahren mit nicht-leitf. Rollen
		wegziehen von Decken, abreiben, umlagern	bei gleichzeit. Berühren durch Personen in Lederschuhen	bei gleichzeit. Abdecken des Fußblockes m. feucht. Tuch	* wegziehen von Decken, abreiben ** bewegen
Gummi . .	25—50	1000... 9000			1000...5000*
Linoleum .		...10000	...4000	...300	100...1000**
Kalkstein . .		2000... 5000	... 500	keine	
Fliesen . . .			... 300		
Terrazzo . .			keine		
Leitf. Linoleum .		keine Aufladung			

Legende:

Wie bei den bisherigen Tabellen handelt es sich hier um Durchschnittswerte. In besonders gelagerten Fällen, bei denen ein Baumwolltuch über den isoliert stehenden Operationstisch gebreitet, dann geknetet und schnell weggezogen wurde — wie unter Tabelle 16 schon erwähnt, wahrscheinlich bei niedriger relativer Luftfeuchtigkeit — wurden Aufladungen bis 15 800 Volt gegen Erde gemessen [54]. Die seit vielen Jahren empfohlene Verwendung von feuchten Tüchern zur Ableitung von Potentialen [119] vereinbart sich nicht mehr mit den modernen Unfallverhütungsbestrebungen.

Zur Ergänzung von Tabelle 19 muß noch gesagt werden, daß elektrostatische Aufladungen auch übertragbar sind. Wird z. B. von einer Krankenfahre mit nichtleitfähigen Rollen, die sich während des Schiebens elektrostatisch aufgeladen hat, durch eine isoliert stehende Person eine Wolldecke weggenommen und auf einen isoliert stehenden Schemel geworfen, wird dieser praktisch in der gleichen Höhe aufgeladen wie die Fahre — bei einem derartigen Versuch [55] wurden 5700 Volt gegen Erde gemessen. Daraus ergibt sich, daß elektrostatische Ladungen von mehreren tausend Volt unter den in den meisten Krankenhäusern bisher üblichen Bedingungen transportabel sind und in Anaesthesie- bzw. Operations-Räume eingebracht werden können. In dieser Tatsache liegt nicht nur die unter A 6.274 aufgeführte Forderung nach ausreichend elektrisch leitfähigem Fußboden für Anaesthesie-Räume selbst, sondern auch für die über Türen angrenzenden Räume und Flure begründet.

Ganz besonders können Narkosegeräte, wenn sie nicht geerdet sind, durch Hantieren mit dem Atembeutel, mit Gummischläuchen oder Maske aus nichtleitfähigem Material, leicht auf ein Potential von mehreren tausend Volt aufgeladen werden [149]. Bereits das Entlangstreichen mit der Hand am Atembeutel oder an Schläuchen kann Aufladungen ... 4000 Volt bewirken; das Ausdrücken des Atembeutels ... 6000 Volt, gemessen gegen Erde. Es besteht weiterhin die Möglichkeit, daß sich elektrostatische Aufladungen in das Narkosegerät „einschleichen", wenn es von höher aufgeladenen Personen berührt wird. Auch die achtlose Handhabung von sogenannten Schutzhüllen für Narkosegeräte hat zu Bränden bzw. Explosionen geführt, wenn sie z. B. über das Gerät gestreift wurden und sich noch Reste eines zündfähigen Gemisches in seinem Atemsystem befanden bzw. wenn eine solche Schutzhülle entfernt wurde — s. B 6.

Wie schon einleitend gesagt, tritt die statische Elektrizität allgemein an der Oberfläche eines Körpers auf. Eine solche Oberfläche stellt aber auch die Innenwandung der Gummiteile eines Atemsystems vom Narkosegerät dar, wenn diese aus nichtleitendem Material bestehen.

Eine weitere Möglichkeit zur elektrostatischen Aufladung ist gegeben, wenn Teile eines nichtleitfähigen Atemsystems beim Umlagern des Patienten getrennt oder zum Entleeren von Kondenswasser oder zum Auswechseln herausgenommen bzw. wieder eingefügt werden [21, 164]. Die Annahme, daß sich infolge der Feuchtigkeit der Ausatemluft in einem solchen Kreislaufsystem keine statische Elektrizität bilden kann, ist irrig — zahlreiche Brände und Explosionen wie auch experimentelle Untersuchungen haben diese Tatsache bewiesen.

Eine weitgehende Vorbeugungsmöglichkeit gegen die elektrostatische Aufladung von Narkosegeräten ist nur dann gegeben, wenn neben leitfähigem Atemsystem bzw. Rollen auch leitfähiger Fußboden vorhanden ist (s. A 6.274) und der Standort-Übergangswiderstand das Maximum von 1 Meg Ω (10^6 Ohm) nicht überschreitet.

Beim Mobiliar (Operationstische, Krankenfahren, Schemel etc.) ist diese Forderung durch Verwendung von leitfähigen Gummirollen bzw. -kappen relativ einfach zu erreichen. Anaesthesist und Krankenhausträger können diese Forderung stellen, da die in Tab. 17 und 18 aufgeführten Meßergebnisse voll ausreichende Werte zeigen. Auch hinsichtlich des Belagmaterials von Operationstischen, Krankenfahren etc. wurde vor mehreren Jahren bereits eine empfindliche Lücke in den Maßnahmen gegen elektrostatische Aufladungen geschlossen. Es steht leitfähiges Gummituch zur Verfügung, dessen Ableitwiderstand bei rd. 20 kΩ liegt; weitere Untersuchungen zeigten weder eine klinisch-nachweisbare Absorption von Röntgen-Strahlen, noch eine Beeinträchtigung durch flüssige Reinigungs- und Desinfektionsmittel und nicht zuletzt einwandfreie Hautverträglichkeit [60].

Eine weitere Gefahrenquelle können, selbst bei einem Atem-(Kreislauf-)-System mit leitfähigen Gummiteilen, die in den letzten Jahren aufgekommenen und die Ableitfähigkeit unterbrechenden „Vollsicht-Absorber" aus Plastik-Material darstellen.

In diesem Fall muß eine Überbrückung durch Metallstreifen (wie es auch bei einem durch eingefügte Kunststoff-Rohrstränge seiner elektrischen Ableitfähigkeit beraubten Wasserleitungsnetz Vorschrift ist) gewährleistet sein.

Intratrachealtuben in irgendeiner Form leitfähig zu machen, erscheint indes übertrieben. Entweder besteht irgendeine Verbindung des Atem-(Kreislauf-)Systems mit dem Körper des Patienten durch An- oder Aufliegen von Y-Stück bzw. Schläuchen, oder es liegen letztere meist leitfähigen Teilen des Operationstisches an oder auf und haben über diesen einen ausreichenden Kontakt mit dem Patienten. Übrigens ist bisher kein nachweisbar im Bereich eines Tubus entstandener Unglücksfall ermittelt worden.

6.274 Widerstände von Fußbodenbelägen

welche höher als 10 Meg Ω liegen, geben keine Gewähr für die Ableitmöglichkeit von elektrostatischen Aufladungen; bei Widerständen über 100 Meg Ω muß z. B. beim Begehen dagegen schon mit Aufladungen gerechnet werden. Eine Ableitfähigkeit ist jedoch ausreichend sicher gewährleistet, wenn der Durchgangs-Widerstand eines trockenen Fußbodenbelages zur Erde 1 Meg Ω, gemessen nach DIN 51 953 nicht überschreitet. In den angloamerikanischen Ländern wird seit geraumer Zeit neben der ebenfalls ... 10 Meg Ω statthaften oberen Grenze auch eine untere von 0,25 Meg Ω gefordert [74, 162]. Nach den neuesten Erkenntnissen dürfte eine ausreichende Ableitfähigkeit auch dann gewährleistet sein, wenn sich der Oberflächen-Ableitwiderstand eines Fußbodenbelages innerhalb dieser Grenzen bewegt. Letzthin handelt es sich um elektrostatische Aufladungen und nicht um einen ständig fließenden Strom.

Den Wert leitfähiger Fußböden als wichtigste unterstützende Maßnahme zur Verhütung von Unglücksfällen durch statische Elektrizität veranschaulicht die folgende Tabelle:

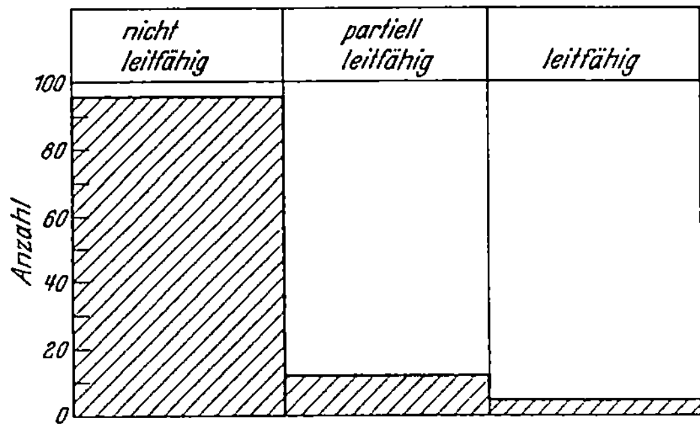

Abb. 7. Ableitverhältnisse des Fußbodens bei den durch statische Elektrizität verursachten Unglücksfällen

Legende:

Von den 154 durch statische Elektrizität verursachten Unglücksfällen ereigneten sich nur 5 bei leitfähigem bzw. 12 bei partiell leitfähigem Fuß-

Narkose-Brände und -Explosionen

boden. In diesen Fällen waren entweder unsachgemäßes Schuhwerk bzw. Kleidung (s. a. A 6.272) oder nicht-leitfähige Gummiteile des Narkosegerätes die Ursache für statische Entladungsfunken.

Die nachstehende Tabelle soll einen Anhalt über die Ableitwiderstände (Durchgangswiderstand) gebräuchlicher Fußboden-Belagsarten geben [145].

Tabelle 20. *Widerstände von Massivsböden bzw. Fußbodenbelägen in Meg Ω*

Material/Belag	Widerstand
PVC	100 ... 5 000 000
Gummi.	100 ... 1 000 000
Linoleum	100 ... 1 000 000
Asphalt.	1 000 000
Hartfliesen	1 000 ... 5 000 000
Übl. (Steinzeug-)Fliesen	0,01 ... 10 000 000*
Spachtelmasse	100 ... 1 000
Terrazzo	10 ... 1 000*
Beton	... 10*
Spezial-Beton	0,01 ...
Leitfähig. Gummi	0,01 ...
Leitfähig. PVC	1 ...
Leitfähig. Terrazzo.	0,01 ... 0,1

* Gelegentlich werden bei Fliesen, Terrazzo oder Beton mit *zufällig* günstigem Material bzw. Mischverhältnissen Meßwerte erreicht, welche dem gesetzten Höchstwert von 1 Meg Ω nahekommen oder ihn sogar unterschreiten. Dasselbe findet man hin und wieder auch bei Natursteinplatten.

Legende:

Die herkömmlichen Fußböden bzw. ihre Beläge sind im allgemeinen also nicht für Operationstrakte (wie u. a. auch für Laboratorien und Lagerräume für zündfähige Stoffe) geeignet — es sei denn, *vorher* untersuchte Materialproben zeigen die bei Betonwerkstein-Produkten oder Natursteinplatten o. a. möglichen Ausnahmen.

Auf die u. U. beträchtliche *Herabsetzung der Ableitfähigkeit* sonst gerade noch ausreichend leitfähiger Fußbodenbeläge durch *Wachsen, Versiegeln etc.* sei ganz besonders hingewiesen.

Die relative Luftfeuchtigkeit spielt bei der Entstehung wie auch bei Ableitung von elektrostatischen Ladungen (s. A 7.3) ab etwa 40—50% eine nicht unwesentliche Rolle. Vor allem bei Terrazzoböden füllen sich Myriaden von kleinsten Aussparungen bzw. Rissen im Laufe der Zeit mit Elektrolyten, d. h. mit hygroskopischen Substanzen (besonders unter reichlicher Verwendung von Reinigungs- und Desinfektionsmitteln), welche bei entsprechender relativer Luftfeuchte die Leitfähigkeit beträchtlich verbessern. Weiterhin läßt sich bei sonst nichtleitenden Betonwerkstein-Produkten oder Natursteinplatten u. U. eine relative Ableitfähigkeit beobachten, wenn sie einem Massivboden *direkt* aufliegen oder dieser auch noch Eisenträger, Wasserrohre o. a. enthält. Es können hierdurch kleine Potentiale verteilt bzw. neutralisiert werden — auch wenn keine direkte Ableitfähigkeit zur Erde besteht. Mit einer vor einigen Jahren erfolgten Untersuchung an verlegten Terrazzo-Platten [*144*] konnte diese schon seit geraumer Zeit bestehende Ansicht erhärtet werden:

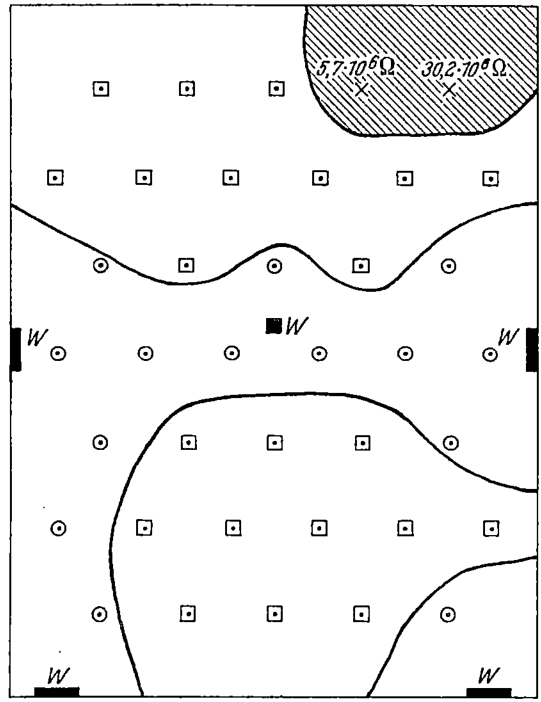

Abb. 8. Auswertung einer Messung an verlegtem Fußbodenbelag in Meg Ω

W = Wasserleitungen und Abwasser; ⊙ = 0,01—0,5 Meg Ω; ⊡ = 0,5—1,0 Meg Ω;
× = über 1,0 Meg Ω. Die gestrichelte Fläche weist einen Ableitwiderstand über 1 Meg Ω auf

Legende:
In dem Bereich des Fußbodens, welcher keine Wasserleitungen und Abwässer enthält, liegen die Ableitwiderstände beträchtlich über der Norm von 1 Meg Ω.

Diese Feststellungen dürften auch eine Teil-Erklärung dafür sein, daß sich in den Anaesthesie-Räumen der älteren Krankenhäuser nicht noch mehr Unglücksfälle durch elektrostatische Aufladungen ereignet haben.

Narkose-Brände und -Explosionen

Bis vor einigen Jahren war man bestrebt, die Leitfähigkeit von Terrazzo durch Einlegen von geerdeten Messingschienen zu verbessern, da ja bekanntlich bei hartem Zusammentreffen mit anderem Metall keine Funkenbildung möglich ist. Diese Art von Fußboden kann aber als nicht ausreichend angesehen werden, da einmal innerhalb der Terrazzo-Felder oft keine ausreichende Leitfähigkeit gegeben ist, zum anderen bei Kontakt mit den geerdeten Messingschienen direkter, nicht erwünschter Erdschluß besteht. Dieser kann sogar lebensgefährlich werden, wenn ein elektrisch betriebenes Gerät durch einen Fehler Masseschluß bekommt (d. h. das Gehäuse unter Netzspannung steht oder sich ein Kurzschluß ereignet), und die das Gerät berührende Person in direktem Kontakt mit den Messingschienen steht. Über Beseitigung dieser Gefahrenquelle siehe D 2. bzw. VDE 0107. Ein weiterer Nachteil ist darin zu sehen, daß Terrazzo an den Übergangskanten zum Messing infolge Belastung durch die Rollen der schweren Operationstische leicht bzw. sehr bald ausbrechen kann.

Leitfähiger Gummi- oder PVC-Fußbodenbelag wird seit einigen Jahren in zunehmendem Maße propagiert und auch verlegt. Die Verwendung dieser Stoffe sollte in unseren Anaesthesie-Räumen mit Vorbehalt erfolgen, da die Rollen unserer meist sehr schweren Operationstische bzw. deren Raster im Laufe der Zeit Eindrücke hinterlassen können, die sich nicht vollständig wieder ausgleichen und jede Beschädigung, z. B. durch scharfkantige herunterfallende Arm- oder Beinstützen, Gipswerkzeuge etc. bestehen bleibt. Trotz Verschweißens der Platten oder Bahnen miteinander lassen sich als Folge der eben genannten möglichen Beschädigungen oder infolge von zu starker mechanischer Beanspruchung im Laufe der Zeit wohl kaum gelegentliche Undichtigkeiten vermeiden und damit das Eindringen von ätzenden Desinfektionsmitteln bzw. deren Ablagerung in Teilen der darunter gelegenen Klebeschicht. Zumal derartige Bodenbeläge — in Abhängigkeit von ihrer Struktur — oft auch noch auf Metallfolie o. ä. verlegt werden müssen, erscheint eine endgültige Beurteilung ihrer Brauchbarkeit im Operationstrakt noch verfrüht.

Im Gegensatz zu „*Antistatisch Ableitfähigen*" Fußbodenbelägen, deren Widerstand innerhalb der Größenordnungen von $1 \ldots 100 \,\text{Meg}\,\Omega$ ($1 \times 10^6 \ldots 1 \times 10^8$ Ohm) liegt, schließen „*Antistatische*" Fußbödenbeläge, deren Widerstand innerhalb der Größenordnung von $100 \ldots 1000 \,\text{Meg}\,\Omega$ ($1 \times 10^8 \ldots 1 \times 10^9$ Ohm) liegt, keinesfalls den Mindest-Sicherheitsfaktor ein, der in den Forderungen für Operationstrakte (wie u. a. auch für Laboratorien und Lagerräume für zündfähige Stoffe) enthalten ist. Trotzdem nimmt die Bedeutung dieser Materialien als Bodenbelag für Krankenstationen von Jahr zu Jahr mehr zu. Die moderne Bauweise mit Isolier- und Dämpfungsschicht unter dem Bodenbelag, sowie auch die zunehmende Verwendung von Kunststoffen und -fasern für Mobiliar, Geräte und Bekleidung auf den Stationen machen Maßnahmen gegen statische Aufladungen not-

wendig. In neuerrichteten oder renovierten Krankenhäusern mit isolierenden Kunststoffböden häufen sich die Klagen des ärztlichen und des Pflegepersonals — fast ausschließlich während der Heizperiode (s. A 7.3) — über
oft sehr unangenehme „Entladungsschläge" beim Berühren von Gegenständen mit niedrigerem Potential wie Türklinken, Betten, Metallmöbeln etc.
Am stärksten treten diese „Schläge" beim Anfassen von direkt geerdeten
Gegenständen wie Klinken von Metalltüren, eingebauten Metallregalen,
Wasserhähnen etc. auf. Sehr häufig wird auch beim sogenannten „Betten"
(Ausschütteln der Bettdecken, Kopfkissen) von seiten des Pflegepersonals
darüber geklagt.

Abgesehen davon, daß derartige Sensationen Schmerzen in den Armen
verursachen können, welche oft erst nach Tagen abklingen, besteht außerdem noch die Gefahr der Entzündung von (Wasch-)Äther, Benzin oder
hochprozentigem Alkohol durch überspringende elektrostatische Entladungsfunken. Vor einigen Jahren war man deshalb in einem neu errichteten
Krankenhaus gezwungen, einen Teil der Schwestern bei der Stationsarbeit
Baumwollhandschuhe tragen zu lassen und die Verwendung von Äther,
Benzin etc. zu untersagen [62].

Auch für Laboratorien gewinnt „Antistatisch Ableitfähiger" bzw. „Anti-
statischer" Fußbodenbelag zunehmend an Bedeutung. Es wird immer wieder berichtet, daß sich technische Assistentinnen in den mit Hartfliesen, her-
kömmlichem Linoleum oder Kunststoff ausgelegten Räumen — besonders
während der Heizperiode — aufladen und Metallregale, Brutschränke etc.
(also Gegenstände mit niedrigerem oder Erd-Potential) nicht mehr anfassen
konnten, ohne beträchtliche „Schläge" zu erhalten [123]. An einigen Häusern weigerten sie sich sogar, in diesen Räumen weiterzuarbeiten [62]. Weitere Folgen sind psychische Belastung und Arbeitsminderung; über evtl.
pathologische Schädigungen liegen bisher keine Beobachtungen vor [30].

In Laboratorien, in denen mit elektrischen Fein-Meßgeräten gearbeitet
wird, sollte ganz besonders auf zumindest „Antistatisch-Leitfähigen" Fußbodenbelag Wert gelegt werden. Die elektrostatische Aufladung von solchen
oft isoliert stehenden Geräten bzw. Geräteteilen durch Arbeitsvorgänge oder
auch durch Übertragung von Potentialen seitens des Personals kann erhebliche Meßfehler verursachen. Solche Vorkommnisse haben gelegentlich sogar
dazu geführt, daß völlig intakte Geräte in Reparatur gegeben wurden [62]!

Aus dem bisher Dargestellten ist zu ersehen, daß leitfähiger Fußbodenbelag die
wichtigste Vorbeugungsmaßnahme gegen die Entstehung von elektrostatischen Aufladungen ist, bzw. die Hauptmaßnahme zu ihrer Ableitung. Für Operationstrakte soll
der Widerstand, gemessen nach DIN 51 953, auch unter ungünstigen Verhältnissen nicht
höher als 1 MegΩ liegen. Ausreichende Leitfähigkeit des Fußbodens ist jedoch nicht
nur in den Anaesthesieräumen selbst erforderlich, sondern auch in den angrenzenden,
von ihnen durch Türen getrennten Räumen einschließlich der Korridore. Durch diese
Maßnahme soll erreicht werden, daß Potentiale weder durch Personen, noch durch
fahrbares Gerät in Anaesthesie-Räume eingebracht werden.

Narkose-Brände und -Explosionen

Als Belagmaterial für einen solchen Boden eignen sich z. B. Betonwerkstein-platten im Format von etwa 300 × 300 × 40 mm, deren rd. 10 mm starker Vorsatz aus einem hellen Kalk- oder Marmorgestein besteht und z. B. mit Dyckerhoff-Weiß als Bindemittel verarbeitet wird. Dem Vorsatz sind 30%/o körnige Rotgußspäne zur Verbesserung der Kontaktfähigkeit, dem Kernbeton 3%/o Anakarbonruß, bezogen auf das Zementtrockengewicht, beizumengen [143]. Es ist ratsam, die Platten bei der Herstellung zu „pressen" statt sie zu „schütteln", da sich letztere Fertigungsart nachteilig auf die elektrische Leitfähigkeit auswirken kann (s. Tab. 21). Diese Beobachtung und die Tatsache, daß bei zu großflächig verlegtem Terrazzo — trotz Garantieerklärung der Hersteller — immer wieder ein Reißen desselben zu beobachten ist, lassen Platten als geeigneter erscheinen.

Ihrer Herstellung liegen

DIN 18 333 ATV   — Betonwerkstein-Arbeiten
DIN 18 500   — Betonwerkstein, Güte, Prüfung und Überwachung
DIN 4 255 Teil E   — Belastete Betonwerkstein-Fertigbauteile

zugrunde.

Die Schnelltrocknung von Platten bei evtl. „Terminschwierigkeiten" ist aus praktischen Erfahrungen heraus abzulehnen (nachträglicher „Schwund").

Um ein Verfärben durch Oxydation zu vermeiden, wird weiterhin empfohlen, sie nicht zu frühzeitig zu schleifen. Bei Verwendung von zusätzlichen Farbstoffen ist zuerst die Herstellung von Testplatten unerläßlich, da gewisse Farbbeimengungen die Leitfähigkeit der Platten fast völlig aufheben können.

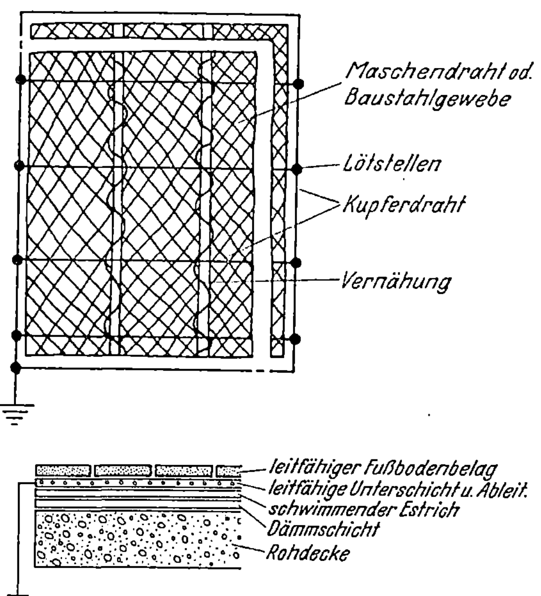

Abb. 9 a und b. Schema eines leitfähigen (Terrazzo-)Fußbodens

Legende:

Das Verlegen der Platten soll in einem etwa 2—3 cm starken Mörtelbett aus reinem Zementmörtel mit 30%/o Anacarbonruß, bezogen auf das Zementgewicht, erfolgen. Im oberen Mörtelbett liegt entweder Baustahlgewebe (150×150×4,2 mm), welches durch Punktschweißung verbunden ist, oder verzinkter Maschendraht, dessen einzelne Matten „vernäht" sind. Quer durch die Matten verläuft im Abstand von 1—2 m Kupferdraht (5 mm Durchmesser), der mit einer Kupferdraht-Ringleitung (8 mm Durchmesser) versehen wird, welche wiederum zu erden ist. Für die Hohlkehlsockel entfällt die Leitfähigkeit. Nach dem Verlegen kann mit *einfachem Fugenmörtel* verfüllt werden.

Vor dem Verlegen sind die Platten entweder durch die Physikalisch-Technische Bundesanstalt, Inst. Berlin, eine Technische Hochschule oder das jeweilige Elektrische Landesprüfamt — sofern nicht bei „Standardprodukten" ein entsprechendes Gutachten vorliegt — prüfen zu lassen. Zu diesem Zweck sollten von seiten der Bauleitung aus dem angelieferten Material einige Platten entnommen werden.

Bei Prüfung der Platten einer größeren Anzahl von Herstellern konnte beobachtet werden, daß — bei gleicher Zusammensetzung — vor und nach dem Verlegen die Werte um mehrere 10 000 Ohm differierten. Als Beispiel werden die aufgerundeten Meßergebnisse des Durchgangswiderstandes von zwei Sorten derart hergestellter Fußbodenplatten angeführt [26]:

Tabelle 21.
Durchgangswiderstand von leitfähigen Terrazzo-Fußbodenplatten in Meg Ω

Hersteller X: 300×300×40 mm; Vorschlag Terrazzo, weiß-sandfarben mit 30% Rotgußspänen — *gepreßt*	
Anlieferungszustand.	0,015
nach 96 h Trocknung/40 °C . . .	0,030
verlegt, nach 10 Monaten (einschl. Heizperiode)	0,010—0,020
Hersteller Y: 300×300×40 mm; Vorschlag Terrazzo, weiß-sandfarben mit 30% Rotgußspänen — *geschüttelt*	
Anlieferungszustand.	0,010
nach 96 h Trocknung/40 °C . . .	0,060
verlegt, nach 10 Monaten (einschl. Heizperiode)	0,040—0,100

Legende:
Die sehr guten Meßwerte lassen die Mitteilung, daß im Laufe der Jahre die Leitfähigkeit von Terrazzo geringfügig abnimmt [54], unwichtig erscheinen. Eine Provozierung von elektrischen Unfällen ist durch die Bestimmung in VDE 0107 nicht mehr gegeben.

Leitfähige Gummi- oder Kunststoff-Bodenbeläge sind ständig in der Weiterentwicklung begriffen, da sie bisher nur in schwarzer bzw. schwarz-gemusterter Ausführung (leitfähige Kohlenstoffzuschläge) hergestellt werden konnten. Es wird

Narkose-Brände und -Explosionen

geraten, vor dem Verlegen von hellem bzw. farbigem Belag durch die bereits o. a.
Institutionen eine Prüfung des Materials vornehmen zu lassen, sofern nicht bereits
ein Gutachten vorliegt.

Abschließend seien die Grundprinzipien gegen elektrostatische Aufladungen noch
einmal kurz zusammengefaßt:

Es ist keinesfalls ausreichend, bei nicht leitfähigem Fußboden einzeln mit Kabeln
zu erden, da jede hinzukommende Person und jedes Stück bewegtes Mobiliar erneut
durch höheres Ladungspotential einen Ausgleichsfunken zu der geerdeten Gruppe
erzeugen kann.

Die durch elektrostatische Entladungsfunken entstehende Gefahr läßt sich ausschließlich durch einen sogenannten „allgemeinen Potentialausgleich" bannen, d. h.
durch leitende Verbindung *aller* im Raum befindlichen Personen (einschl. Patienten),
Mobiliar und Geräte. Er kann praktisch nur über leitfähigen Fußboden in Verbindung mit den unter A 6.271—6.273 und A 7.3 aufgeführten Maßnahmen erreicht werden, wobei für Personen, Mobiliar und Geräte ein Durchgangswiderstand
von jeweils 9 Meg Ω (9 × 10⁶ Ohm) nicht überschritten werden sollte, für den Fußboden ein Oberflächen-Ableitwiderstand von 1 Meg Ω.

Volle Sicherheit ist bei Erfüllung der eben genannten Forderungen jedoch erst
dann erreicht, wenn auch alle hochisolierenden Materialien wie Gummi- oder
Kunststofftücher, Schürzen, Bezüge u. a. m. in einem Gefahrenbereich vermieden
werden, denn auch aufgeladene Nicht-Leiter dieser Größe können zündfähige
Büschel-Entladungen und Funken zu geerdeten Teilen zur Folge haben. Liegt ihr
Oberflächenwiderstand unter 100 Meg Ω (1 × 10⁸ Ohm), gemessen mit dem
Schneidengerät nach VDE 0303, so ist die Gefahr, daß sich durch Reibung bzw.
Hinwegziehen gefährliche Aufladungen bilden, sehr gering.

Eine weitere Maßnahme, welche gegen das Auftreten von statischer Elektrizität
in Anaesthesie- bzw. Operationsräumen von angloamerikanischer Seite verschiedentlich vorgeschlagen wurde, ist die Erhöhung der elektrischen Leitfähigkeit der
Raumluft zwecks Ableitung elektrostatischer und Ladungen von nichtleitenden
Oberflächen [70]. Hierzu eignen sich einmal radioaktive Stoffe wie auch Ionisie-
rungs-Geräte, d. h. Hochspannungsgeräte, die eine Ionisierung der Luft bewirken,
z. B. der Sprühentlader n. SCHWENKHAGEN [153]; weiterhin können Quarzlampen
— neben ihrer keimfrei machenden Wirkung — zu einer Ionisierung der Luft bei-
tragen.

Es dürften sich jedoch kaum α-Strahlen oder die noch wirksameren aber
auch gefährlicheren γ-Strahlen für diese Zwecke im Operationstrakt durch-
setzen. Inwieweit dagegen Ionisierungsgeräte zu diesem Zweck bzw. für die
Keimfreimachung der Luft in Operations- und entsprechenden Räumen
einmal angewendet werden können, ist nicht das Thema dieser Schrift [31].

7. Unterstützende lüftungstechnische Maßnahmen

7.1 Allgemeines

Mit der Klimatisierung von Krankenhäusern hat man in Deutschland vor
über 30 Jahren begonnen. Sie fand damals allerdings ausschließlich für die
postoperative Behandlung von HNO-Patienten bzw. für Allergie-Kranke

Anwendung [*105*]. Inzwischen hat sich weitgehend die Meinung durchgesetzt, daß eine Klimatisierung des Operationstraktes — neben den rein sicherheitstechnischen Belangen — besonders bei sommerlich hohen Außentemperaturen für Patienten und Personal eine erhebliche körperliche bzw. psychische Entlastung bedeutet; in größeren Kliniken außerdem noch eine Erleichterung für die Durchführung von Unterkühlungs-Anaesthesien.

7.2 Einfluß von lüftungstechnischen Maßnahmen auf die Entstehung von Bränden und Explosionen durch die unter A 6.22—6.26 aufgeführten Energiequellen

Durch richtige räumliche Zuordnung der Luftein- und Luftauslässe kann Operationsräumen ein bestimmtes Strömungsfeld aufgezwungen werden, dessen „Spüleffekt" eine schnellere Herabsetzung von entzündbaren Narkotika-Gemischen in ungefährliche Konzentrationen bewirkt bzw. bei Schwaden schwerer Dämpfe auch ihre Abführung aus dem Gefahrenbereich. Eine gut bewährte Lösung bildet die Anordnung der Einlässe im frontalen Deckenbereich, d. h. nahe der Fenster, die der Auslässe im rückwärtigen bzw. rückwärtigen-seitlichen Fußbodenbereich, wobei die (aufbereitete) Frischluft zugfrei in Richtung Rumpf-Kopf des Patienten streichen soll [*61*]. Durch entsprechende Verteilung von Anemostaten bzw. Lochplatten-Einlässen über die gesamte Decke läßt sich eine sogenannte „Sackbildung" im rückwärtigen Teil des Raumes weitgehend vermeiden. Diese Art der Luftführung verhindert außerdem weitgehend das Aufwirbeln von Erregern in das Operationsfeld durch kursierendes Personal.

7.3 Einfluß von lüftungstechnischen Maßnahmen auf die Entstehung von Bränden und Explosionen durch elektrostatische Entladungsfunken (A 6.27)

Hierfür gelten einmal die unter A 7.2 dargestellten Gesichtspunkte (Spüleffekt), zum anderen besteht eine unmittelbare Beziehung zwischen Luftfeuchtigkeit (Klima) und der statischen Aufladungsmöglichkeit von Personen, Geräten und sonstigem Inventar. Zwar wird trockene Luft durch Befeuchtung nicht leitfähig gemacht, feuchte Luft läßt jedoch die meisten Gewebe, besonders Baumwolle, Feuchtigkeit absorbieren bzw. auf festen Nicht-Leitern einen „Feuchtigkeitsfilm" entstehen. Die damit erreichte relative Leitfähigkeit, die die Entstehung von statischen Aufladungen herabsetzt — wenn auch nicht verhindert [*54, 55, 150*] — ist im Operationstrakt ein wertvoller Beitrag zum allgemeinen Potentialausgleich (auch die Textil-Industrie hat sich diese Erkenntnis zunutze gemacht und fordert für Lagerräume eine Mindest-Luftfeuchtigkeit von 65% bei 21 °C). Ein sehr eindrucksvolles Bild hierüber vermittelt die auszugsweise wiedergegebene Tabelle von Untersuchungen [*150*], welche bereits vor drei Jahrzehnten durchgeführt wurden:

Narkose-Brände und -Explosionen

Tabelle 22. *Aufladung von Personen bei verschiedener relat. Luftfeuchtigkeit in Volt*

Schuhe mit	Unter-kleidung	Bewegungen	Aufladung in Volt bei relativer Luftfeuchtigkeit			
			29%	50%	70%	77%
Ledersohlen . .	Seide	gehen	—	—	—	—
Ledersohlen in Operat. Schuhen	Seide	gehen	> 1000	800...1000	50...100	—

Legende:

Als Fußbodenbelag diente eine leitfähige Gummimatte (über deren Widerstand bedauerlicherweise nichts gesagt wird) in einem ausgefliesten Operationssaal. Die Wirkung von mindestens 50% relativer Luftfeuchtigkeit, wie sie im folgenden Text gefordert wird, ist offensichtlich; die wünschenswerten 70% relativer Luftfeuchtigkeit sind bedauerlicherweise für Patienten und Personal physiologisch nicht tragbar.

Die durch elektrostatische Entladungsfunken verursachten 154 Brände und Explosionen — entsprechend 25% — konnten nach diesem Gesichtspunkt recht eingehend untersucht werden.

Das Verhältnis zwischen relativer Luftfeuchtigkeit und durch elektrostatische Entladungsfunken verursachten Unglücksfällen läßt sich mit der folgenden Tabelle veranschaulichen:

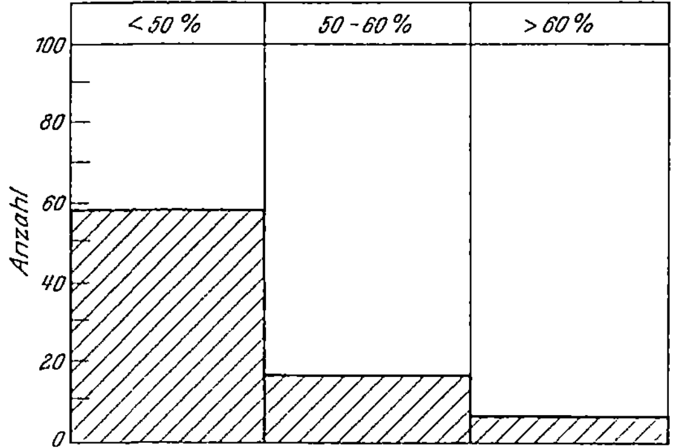

Abb. 10. Verteilung der durch elektrostatische Entladungsfunken verursachten Unglücksfälle auf verschiedene Bereiche relat. Luftfeuchtigkeit

Legende:

Von den 154 Unglücksfällen war die relative Luftfeuchtigkeit nur bei 80 zu ermitteln. Ihr Einfluß ist trotzdem nicht zu übersehen.

Noch überzeugender sind die Ergebnisse, die sich im Hinblick auf die jahreszeitliche Häufigkeit ergeben und ebenfalls das Verhältnis zur relativen Luftfeuchtigkeit veranschaulichen. Bekanntlich wird mit Beginn der Heizperiode — unabhängig von der Außenfeuchtigkeit — ein trockenes

Raumklima geschaffen, welches — mehr noch als die Sommermonate — elektrostatische Aufladungen regelrecht provoziert.

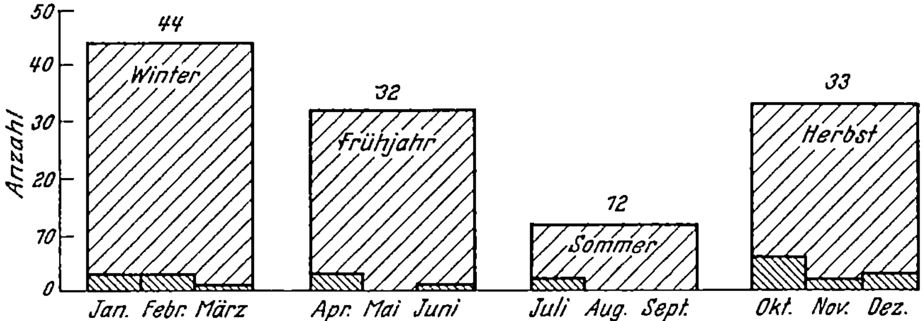

Abb. 11. Häufigkeit der durch elektrostatische Entladungsfunken verursachten Unglücksfälle bezogen auf Jahreszeit bzw. Monat

Legende:

Von den 154 durch statische Entladungsfunken verursachten Unglücksfällen war bei der relativ großen Zahl von 121 Fällen zumindest die Jahreszeit zu ermitteln, dagegen bei nur wenigen der Monat. Die Aufschlüsselung nach Monaten stammt aus einer Veröffentlichung über 32 Unglücksfälle, von denen bei 24 der Monat bekannt war [21]. Diese Statistik wurde als Bestätigung dafür eingefügt, daß das durch Heizen verursachte trockene Raumklima selbst in den mehr feuchten als kühlen Monaten unbeeinflußt bleibt.

Daß lufttechnische Maßnahmen einen wesentlichen Beitrag zur Sicherheit im Operationstrakt darstellen, dürfte mit den bisherigen Ausführungen nachgewiesen sein. Dem gelegentlich auftauchenden Einwand, daß „gewaschene" feuchte Luft wegen ihres herabgesetzten CO_2-Gehaltes weniger geeignet sei, Oberflächen fester Stoffe leitfähiger zu machen [54], kann entgegnet werden, daß sich durch Ablagerungen, Anfassen, Abwaschen etc. überall elektrolytische Substanzen bilden, die Feuchtigkeit bevorzugt annehmen. Selbst sterilisierte Operationswäsche enthält vom Waschen her immer noch eine ausreichende Menge solcher Stoffe (würde man sie entfernen, so erhöhte sich der elektrische Widerstand u. U. bis auf das 50fache) [54]. Die vorzüglichen antistatischen Eigenschaften der Baumwolle, für die es praktisch kein gleichwertiges Ersatztextil gibt, beruhen jedoch nur zu einem Teil auf der oben gemachten Feststellung, zum anderen in ihrer chemisch nicht weiterverarbeiteten Pflanzenfaserstruktur.

Das Problem der Lufthygiene bedarf — da immer wieder negative Äußerungen über die Klimatisierung von Operationstrakten laut werden — einer dem Rahmen entsprechenden kurzen Behandlung.

Der erhöhte technische Aufwand im modernen Operationsbetrieb erfordert mehr kursierendes Personal als in früheren Zeiten und hat zur Folge, daß — ganz abgesehen von evtl. Zuschauern anderer Disziplinen und Studenten — mehr Schmutz und pathogene Erreger eingeschleppt und auch aufgewirbelt werden [108]. In Verbindung mit der Keimfreimachung der Operationssäle durch (nächtliche) UV-Bestrahlung und Triäthylenglykol-Verdampfung [88, 104], gewährleistet die nach DIN 1946, Teil 4, *technisch einwandfrei* errichtete Klimaanlage neben den sicherheits-technischen Belangen eine weitere vorzügliche Vorbeugung gegen diese Art der Infektion: Der bereits erwähnte „Spüleffekt", d. h. Lufteinlässe im Deckenbereich — Überdruck — Luftauslässe in Fußbodenhöhe, kann das Aufwirbeln von Erregern in den Operationsbereich weitestgehend verhindern.

Eine „Verkeimung" von Operationsräumen über das Kanalsystem bzw. die Deckeneinlässe der Klimaanlage ist einmal eine Frage der Qualität der Filter-Batterien und deren Wartung [37], zum anderen wird dieser Gefahr durch die Forderung von selbsttätig schließenden Klappen beim Abstellen der Anlage in o. a. DIN begegnet. Die Ursache für postoperative Wundinfektionen beruht in den meisten Fällen auf Verkeimung von Personen, Wäsche, Betten etc. (Hospitalismus) [42, 88]. Es darf bei dieser Gelegenheit auf die bereits mehrfach veröffentlichten Ergebnisse von Nasen-/ Rachen-Abstrichen des Personals, welches ebenfalls als Träger des Hospitalismus anzusehen ist, hingewiesen werden [88].

Um mit der Praxis zu argumentieren — wie hätte die moderne Thorax-Chirurgie gerade in Kliniken der USA, in welchen die Klimaanlage des Operationstraktes auf Grund der geographischen Lage oft ganzjährig in Betrieb ist, ihren enormen Aufschwung nehmen können!

Aus einem modernen englischen Behandlungszentrum wurde — bereits vor Jahren — über „Besondere Schutzmaßnahmen gegen die Infektionsgefahr bei Verbandswechsel oder operativen Eingriffen" [22] wie folgt berichtet: „In Höhe der Decke wird reichlich gefilterte und angewärmte Luft (28 m³ pro Minute) zugeführt, die abwärts zum Boden strömt und die Schwerkraft unterstützt, so daß alle Partikel, einschließlich der Bakterien, zu einem Exhaustor und damit nach außen gezogen werden. Bakteriologische Kontrollen der Luft zeigten, daß bei einer Ventilation dieser Art und fünfminütigen Pausen zwischen den einzelnen Patienten die Luft des Raumes zu Beginn jedes Verbandswechsels tatsächlich keimfrei ist."

Laufende Kontrollen im Operationstrakt eines großen deutschen Krankenhauses [141] ergaben seit Inbetriebnahme der Klimaanlage vor einigen Jahren ebenfalls einwandfreie Verhältnisse in bezug auf Decken-Lufteinlässe und Raumluft.

7.4 Aufbau von lüftungstechnischen Einrichtungen für Anaesthesie-Räume

An den Aufbau solcher Einrichtungen, besonders einer Klimaanlage, müssen hinsichtlich Luftförderung (Zu- und Abluftrate, Kanalnetz, Zuordnung der Ein- und Auslässe), Luftaufbereitung (Reinigen, Erwärmen oder Kühlen, Befeuchten bzw.

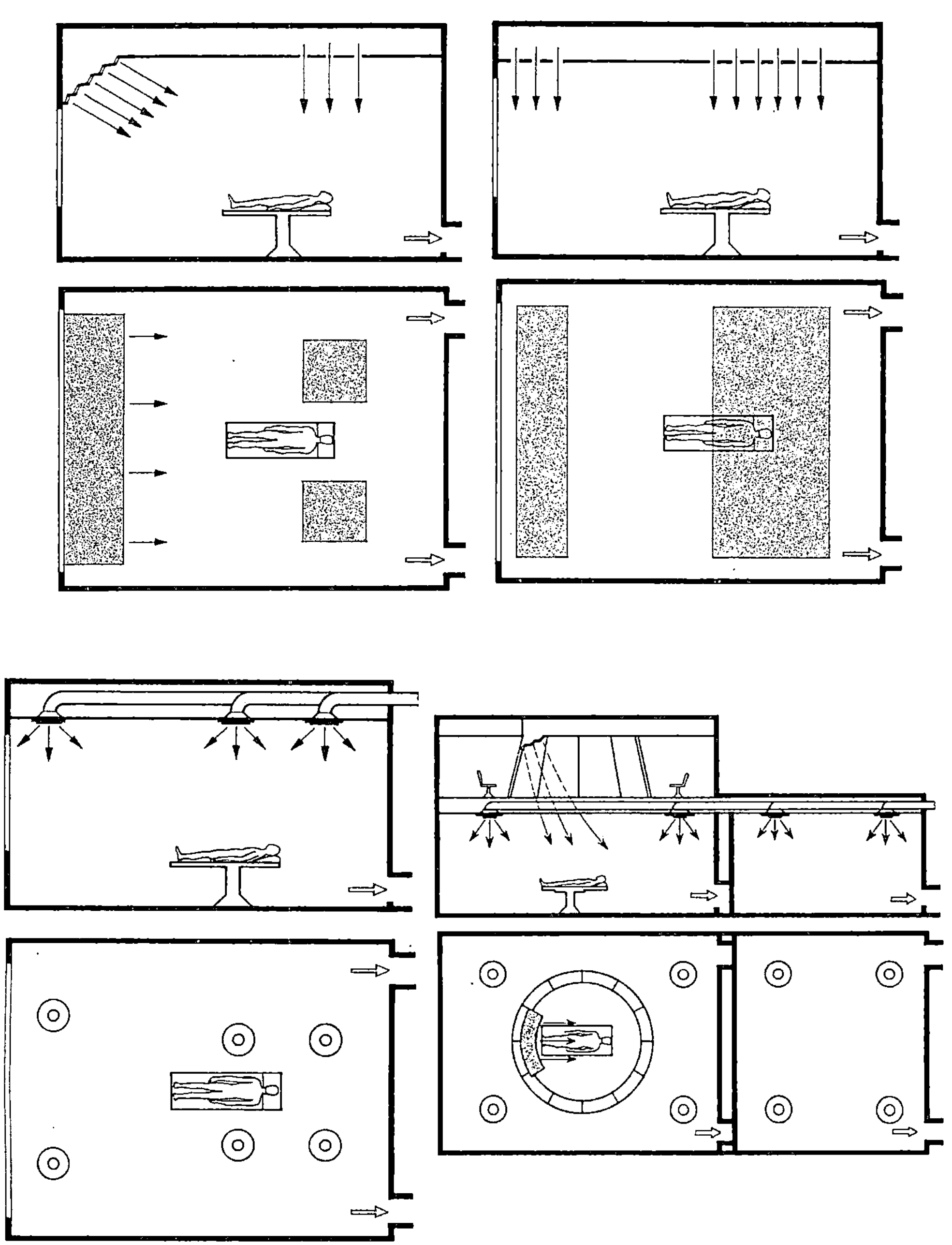

Abb. 12 — 13 — 14 — 15. Beispiele für Luftführung im OP

Narkose-Brände und -Explosionen

Trocknen) und automatischer Regelung für diese Räume im Vergleich zu den herkömmlichen Anlagen, veränderte und erhöhte Anforderungen gestellt werden [44, 76, 96]. Im Hinblick auf die verschiedenartige und mancherorts neuartige Bauweise der Operationsräume (Einzel- oder Doppelräume, Rundbauten, Stufendecken, Zuschauerkuppeln usw.) ist die Mitarbeit eines erfahrenen Strömungstechnikers unerläßlich, nötigenfalls sogar ein Modellversuch. Mancherorts unbefriedigend arbeitende Klimaanlagen beweisen, daß Fähigkeiten eines Unternehmens zwar für die allgemeine Installation ausreichen mögen, nicht aber zur Errichtung einer Klimaanlage für Anaesthesie-Räume bzw. Operationstrakte.

Es darf als selbstverständlich vorausgeschickt werden, daß für Krankenhäuser in klimatisch und lufthygienisch günstiger Landschaft bereits vereinfachte lufttechnische Maßnahmen ausreichen, d. h. eine Frischluftanlage, die jedoch eine Anfeuchtung der Raumluft besonders während der Heizperiode garantiert. Dagegen sollte bei Krankenhäusern in Großstädten oder in industriereichen Gebieten nach DIN 1946, Teil 4, voll klimatisiert werden [61].

Für die Luftförderung gilt das Erreichen eines „Spüleffektes“ als allgemeine Voraussetzung, denn es besteht — wie schon gesagt — die Forderung, entzündbare Narkose-Gemische aus dem Operationsbereich, d. h. vom Kopf des Patienten weg zum rückwärtigen Teil des Operationssaales abzuleiten [61]. Zu- und Abluftmenge sollen dabei so geregelt sein, daß ein geringer Überdruck im Operationssaal herrscht (ca. 10% mehr Zuluft), zum anderen sollen die Lochplatten oder Anemostate derart zugeordnet werden, daß ein Teil der von der Decke zugeführten aufbereiteten Frischluft zugfrei in Richtung Rumpf-Kopf über den Operationsbereich geführt und rückwärts bzw. in Fußbodenhöhe abgesaugt wird. Es ist je nach Beschaffenheit des Raumes so zu verfahren, daß die Wurfkraft des Luftstromes bis zum Kopfende des Operationstisches eben noch nachweisbar ist — also keine Zugluft erzeugt wird. Durch gleichmäßige Verteilung der übrigen Lufteinlässe über die gesamte Deckenfläche wird die sogenannte „Sackbildung“ im rückwärtigen Teil des Operationsraumes ausgeschlossen. Diese räumliche Anordnung ist nicht nur im Sinne der Spülwirkung erforderlich, sondern auch zum Erfassen etwaiger entzündbarer Äther-Dämpfe etc., die bekanntlich über mehrere Meter hinweg auf dem Fußboden entlang „fließen“ können. Für Kohlenwasserstoffgase sind die Auslaßöffnungen dagegen weniger von Bedeutung, da diese durch den gezielten Luftstrom bereits nach kurzem Weg in ungefährliche Gemische abgeschwächt werden (s. A 5.2 bzw. A 5.3). Nach DIN 1946, Teil 4, wird für Anaesthesie-Räume 8- bis 10maliger Luftwechsel je Stunde veranschlagt; für Sterilisier- u. a. Räume bzw. für Aufwachräume etwas höhere bzw. niedrigere Werte. Umluftbetrieb ist für Operationstrakte, Aufwachräume u. a. aus hygienischen Gründen nicht zulässig.

Auch in der kalten Jahreszeit ist es angebracht, einen 8maligen Luftwechsel je Stunde als Minimum anzusetzen, da in diesen Monaten ja erfahrungsgemäß die Bildung von elektrostatischen Aufladungen gesteigert beobachtet wird. Die dabei entstehenden erhöhten Betriebskosten können in Kauf genommen werden, da es sich bei dem Operationstrakt — im Verhältnis zum Gesamtkomplex — ja nur um eine einzelne, oft kleinere Raumgruppe handelt.

Lufttechnische Maßnahmen von nur einer Raumumschließungsfläche her, besonders der Rückfront, sind wegen des fehlenden Spüleffektes nicht vertretbar. Dasselbe gilt auch für sogenannte Fenster-Anlagen. Vom Standpunkt der Sicherheit aus gesehen, entsprechen diese Zuordnungen ebenso wenig den Erfordernissen wie von unten nach oben geführte Luft, welche allein schon aus hygienischen Gründen zu verwerfen ist. Die Probleme der Luftaufbereitung sind ebenfalls in DIN 1946, Teil 4, festgelegt.

Aufbau von lüftungstechnischen Einrichtungen für Anaesthesie-Räume

Für den lüftungstechnisch weniger informierten Leser sei hier nur noch einmal darauf hingewiesen, daß den Forderungen nach hochwertigen Filterbatterien durch entsprechende Kombination von
Grobstaubfiltern (Abscheidung von Korngrößen bis etwa 10 μ ϕ) über
Fein- und Feinststaubfiltern (bei letzteren Abscheidungen von Korngröße bis 1 μ ϕ) bis zu den
Schwebestoffiltern der Sonderstufe S (Abscheidungen von Schwebestoffen, Bakterien und Viren zu einem optimalen Prozentsatz)
durchaus nachgekommen werden kann [9]. Es sollte deshalb bei der Planung neben dem Klimatechniker auch noch ein Hygieniker zu Rate gezogen werden, welcher je nach örtlicher Luftverunreinigung die o. a. Kombination festlegt.

Eine weitere schwierige Aufgabe bei Errichtung einer Klimaanlage für Operationstrakte stellt die Heizungstechnik dar. Von maßgeblicher Seite [44] ist die Feststellung getroffen worden, daß die Klimaanlage in unseren Breiten zwar über eine ausreichende Temperaturbreite verfügen muß, aber lediglich zur Regelung der Raumtemperatur dienen soll, d. h. bei vorwiegend nicht umheizten Räumen sind Radiatoren, besser Paneelstrahlungsheizung unerläßlich [135, 136]. Die durch Heizkörper bzw. -flächen verursachte Beeinträchtung der Luftführung bzw. des Spüleffektes sollte bei der Planung nicht unterschätzt werden.

Wenn, besonders während der kalten Jahreszeit, die Erwärmung der Raumluft vorwiegend über die Klimaanlage erfolgt, kann die von den nicht umheizten Raumumschließungsflächen ausgehende Kältestrahlung vom Personal als sehr unangenehm empfunden werden. Deckenstrahlungs-Heizung ist aus technischen Erwägungen heraus mit der in Anaesthesie-Räumen geforderten Art der Klimaanlage nicht immer in Einklang zu bringen [96] — s. a. Abb. 12—15. Der Wert von Doppelfenstern zur Aufrechterhaltung des Raumklimas — besonders bei geringer relativer Feuchte der Außenluft und bei extremen Temperaturschwankungen — soll hier nochmals betont werden.

Die Raumtemperatur soll über eine Klimaanlage, bei durchschnittlichen klimatischen Verhältnissen in unseren Breiten lt. DIN 1946, Teil 4, im Winter bis zu einer Außentemperatur von —15 °C bzw. im Sommer bis zu +32 °C zwischen 20 und 25 °C regelbar sein. Von seiten der Anaesthesie sollte die jeweilige Luftfeuchte 60 v. H. nicht unterschreiten.

Die Regelprobleme der Klimaanlage bedürfen im Rahmen des Themas insofern einer Erwähnung, als zumindest die Armaturentafeln an einem zentralen Punkt des Operationstraktes angebracht sein sollten — die jeweilige Einstellung von außen her sichtbar, jedoch nicht allgemein zugänglich.

Auch die Ausdehnung der Klimaanlage im Operationstrakt oder sogar darüber hinaus, bedarf einer kurzen Besprechung — weniger vom Standpunkt der Sicherheit aus als von dem des Anaesthesisten. Der direkt am Operationssaal gelegene Aufwachraum gehört nicht in den unmittelbaren Gefahrenbereich, da die dort abgeatmeten Narkotikum-Konzentrationen im allgemeinen nicht mehr entzündbar sind [9]. Und doch ist hier aus rein physiologischen Erwägungen heraus für den Frischoperierten die Klima-anlage sehr erwünscht: Der postoperative Temperaturanstieg, besonders jedoch die nach Unterkühlungs-Anaesthesien in dieser Form verlaufende Gegenregulation muß später, u. a. durch fast völliges Abdecken des Patienten bis auf ein Laken, abgefangen werden. Selbst bei den herkömmlich anaesthesierten und operierten Kranken ist besonders im Sommer die Wärme- und Flüssigkeitsabgabe durch Schwitzen eine unnötige und vermeidbare physiologische Belastung, die eine Klimaanlage — zumindest für den Aufwachraum — rechtfertigt.

Der Wert der Klimatisierung einer Frischoperierten- bzw. Wachstation bedarf heutzutage — besonders während der warmen Jahreszeit — ebenfalls keiner Diskussion mehr. Unter der Voraussetzung, daß die Fenster hermetisch geschlossen werden können und Doppeltüren vorhanden sind, stellt die Voll-Klimatisierung u. a. auch eine ausgezeichnete Prophylaxe gegen postoperative Embolien, Thrombosen dar [105].

Die sogenannten „Klimakonvektoren", welche als Fenster-Geräte oder Truhen auch bei uns in der Ausbreitung begriffen sind, entsprechen weder den sicherheits-technischen noch hygienischen Forderungen für einen Operationstrakt; dies gilt nicht für die sogenannten Klimaschränke, wenn ihre Anlage sinngemäß dem unter A 7.4 Gesagten entspricht — besonders in bezug auf Umluft. Für reguläre Betten- d. h. Liege-Stationen bestehen dagegen bei günstigen Außenluftverhältnissen keine Bedenken gegen o. a. Konvektoren — s. a. DIN 1946, Bl. 4.

8. Röntgen-Trakte bzw. -Räume

Für Röntgen-Räume gelten die Sicherheitsbestimmungen nach VDE 0750 betr. Leitfähigkeit des Fußbodens, Nullung und Schalteinrichtungen. Ein Wechsel im Verwendungszweck dieser Räume, d. h.
Strahlen- und Elektro-Diagnostik in Narkose oder Operationen mit Strahlen-Diagnostik
ist nur unter Verwendung von nichtzündfähigen Narkotika statthaft.
Trotzdem sind für diese Raumgruppe — neben zumindest antistatischem Fuß-bodenbelag — aus technischen sowie aus hygienischen Erwägungen heraus auch lüftungstechnische Maßnahmen, d. h. eine Klimatisierung nach DIN 1946 durchaus empfehlenswert.

Besonders während der Heizperiode, d. h. bei trockenen Raumluftver-hältnissen und gleichzeitigem Tragen von Kunstfaser-Kleidung (Strumpf-hosen!) sowie gummibesohlten Schuhen muß mit dem Auftreten von elektrostatischen Entladungen gerechnet werden — s. A 6.27. Diese äußern sich einmal in der meist unangenehmen bis schmerzhaften Belästigung des Personals [147], andererseits beim Arbeiten mit den Kassetten in Form von Entladungsbildern auf den Röntgen-Filmen, die dann für die Diagnostik u. U. unbrauchbar sind [62].

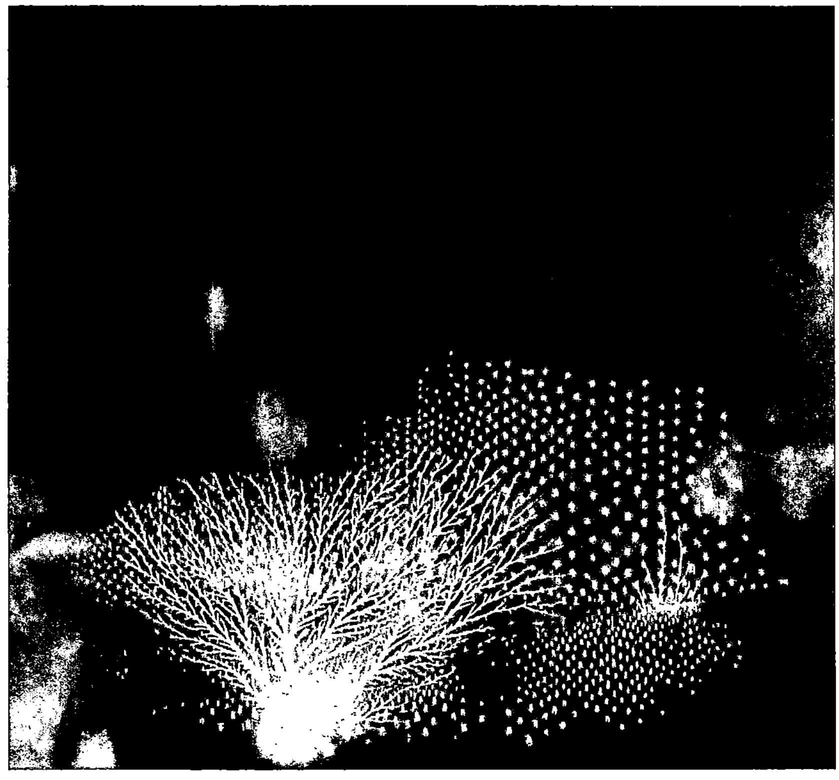

Abb. 16. Elektrostatisches Entladungsbild auf einer Röntgen-Aufnahme

9. Meß- und Warngeräte

haben im Hinblick auf die Verhütung von Narkose-Bränden und -Explosionen an Bedeutung verloren, da Schrifttum — Vorschriften (s. Lit.-Verz.) und Aufklärungsarbeit der letzten Jahre bereits ihre erste Wirkung zeigen. Zunehmende Bedeutung dagegen gewinnen die Einrichtungen, welche außerdem noch der Verhütung von elektrischen Unfällen dienen.

Die Verwendung der unter 9.1—9.3 aufgeführten Gerätearten im Operationstrakt beschränkt (bzw. beschränkte) sich vorwiegend auf die anglo-amerikanischen Länder, um eine relative Sicherheit in alten Krankenhausbauten zu erreichen.

Narkose-Brände und -Explosionen

9.1 Geräte zur Feststellung von entzündbaren Gemischen

Jegliche Gaskonzentrations-Meßgeräte können jedoch nur als hinreichend verläßlich bezeichnet werden, selbst wenn sie vor jeder Benutzung mit einem Gemisch bekannter Konzentration des gewählten Narkotikums auf richtige Anzeigegenauigkeit überprüft worden sind. Es wird hier auf den „Gaskonzentrations-Messer" der Auer-Gesellschaft hingewiesen, weiterhin auf den „Interferometer" von Zeiss. Bei letzterem wird der Brechungszahlen-Unterschied in dem zu untersuchenden Gemisch zur Messung ausgenützt.

Für den Klinikbetrieb ausschließlich wurde u. a. der „Vapotester" [179] geschaffen. Das Gerät arbeitet nach der Methode der Wheatstoneschen Meßbrücke. Kommt ein entzündbares Narkotikum-Gemisch mit dem nicht in Glas eingeschmolzenen parallel geschalteten Platinelement in Berührung, so erhöht sich dessen Temperatur und verändert den Widerstand. Die jetzt unausgeglichene Meßbrücke ermöglicht mittels der Gradeinteilung die Ablesung des Abstandes der vorhandenen Konzentration von derjenigen der unteren Entzündungsgrenze des Narkotikum-Gemisches. Das Gerät wird mit einer Batterie gespeist.

9.2 Geräte zur Anzeige von statischen Aufladungen

An erster Stelle muß hier das Gerät nach Schwenkhagen genannt werden [153], welches jedoch derart empfindlich ist, daß es vorwiegend in der Kunststoffindustrie zur Verwendung kommt.

Für den Klinikbetrieb dient u. a. der „Staticator" [106]. Er wird mit Netzstrom betrieben und arbeitet über eine Elektronenröhre; die Aufladungen werden über eine kleine Antenne zugeleitet. Das Gerät zeigt nicht nur die Höhe der statischen Aufladungen z. B. vom Narkosegerät an, sondern registriert auch in der Nähe befindliche aufgeladene Personen und Gegenstände. Außerdem kann es auf einen Warnton eingestellt werden. Nach dem gleichen Prinzip arbeitet auch das „Statometer" [179], welches statt des Netzanschlusses durch Batterien gespeist wird.

9.3 Geräte zur Prüfung der Ableitfähigkeit von Personen

Zu diesem Zweck wird mit den Schuhen auf die in Fußbodenhöhe angebrachte Plattenelektrode getreten, während man gleichzeitig einen Metallhandgriff berührt. Auf der Skala läßt sich dann die Ableitfähigkeit der Schuhe feststellen, die unter $10^8\,\Omega$ liegen soll. Geräte dieser Art sollen am Eingang zum Operationstrakt stehen; sie laufen unter Bezeichnungen wie „Conductometer", „Shoetester" etc. [12, 71].

9.4 Geräte zur Anzeige von Fehlern im elektrischen Leitungsnetz

Obwohl zu den elektrischen Unglücksfällen gehörend, bedürfen die Schutzmaßnahmen gegen zu hohe Berührungsspannung nach VDE 0107 bzw. nach VDE 0100 (s. D 2.) auch hier einer kurzen Betrachtung, denn Brände bzw. Explosionen von entzündbaren Narkose- oder Haut-Reinigungs- und -Desinfektionsmitteln haben sich in einigen Fällen auch durch elektrische Funken und Bögen infolge von Leitungstrennung (Wackelkontakte, Durchschmelzen etc.) oder durch Berührung stromführender Teile mit Leitern anderen Potentials (Kurzschluß, Erdschluß) ereignet.

Durch Einführung der oben genannten Schutzmaßnahmen, die bei Unterschreitung des Isolationswiderstandes von 100 kΩ am Leitungsnetz oder an einem Gerät bereits in Aktion treten, ist diese Gefahrenquelle im moderden Operationstrakt praktisch ausgeschaltet.

10. Auswirkungen von Narkose-Bränden und -Explosionen

10.1 Allgemeines

Ebenso wie die Häufigkeit von Unglücksfällen zur Gesamtzahl der Anaesthesien in den großen Statistiken der letzten Jahrzehnte beträchtliche Unterschiede aufweist (A 1.), differieren auch die Zahlen über die Häufigkeit und Schwere der Verletzungsfolgen bezogen auf die Gesamtzahl der Unglücksfälle.

Wurde dieses Verhältnis in den früheren Jahren mit etwa 17 Todesfällen und 41 Verletzungen bei 100 Unglücksfällen angegeben [45], so ergibt die Auswertung von Tabelle 1 ebenfalls rd. 19 Todesfälle und 38 Verletzungen bei der gleichen Zahl.

Für die ungewöhnlichen Unglücksfälle — einschließlich der elektrischen — ließen sich keine Verhältniszahlen ermitteln, da hierüber allgemein nur dann berichtet wurde, wenn gleichzeitig eine Unfallfolge bestand.

Trotz einer gewissen Parallelität zwischen manchen Unfallgeschehen läßt sich hinsichtlich der Auswirkungen lediglich bei den Bränden eine relative Gesetzmäßigkeit beobachten — nicht dagegen bei Explosionen, ungewöhnlichen und elektrischen Unglücksfällen.

10.2 Auswirkungen auf Patienten

Die Zusammenstellung der in Ursache und Auswirkung erfaßten Brände und Explosionen in Tabelle 1 bestätigt die „Faustregel", daß die Entzündung von Narkotikum-*Luft*-Gemischen vorwiegend Brände verursachen kann — aber nicht muß. Entsprechend große Schwaden, Konzentration,

Zündenergie und andere, im klinischen Betrieb nicht erfaßbare Faktoren können jedoch ebenso Explosionen mit schweren bis tödlichen Verletzungen bewirken. Dasselbe gilt im umgekehrten Verhältnis für *Sauerstoff*-Gemische, die in Abhängigkeit von denselben Bedingungen vorwiegend Explosionen verursachen — gelegentlich jedoch nur Brände.

Narkose-Brände verursachten allgemein das typische klinische Bild der Verbrennung I.—II.° im Gesichts-Halsbereich; über bleibende Schäden an den Augen konnte nichts in Erfahrung gebracht werden. Verbrennungen III.° können als Ausnahme bezeichnet werden.

Den immer wieder geäußerten „Erfahrungen", daß bei „sachgemäßer" Anwendung der Elektrochirurgie, d. h. bei rechtzeitigem Aufhören mit Chloräthyl- oder Äther-Tropfen oder Wegnehmen der Maske — wenn überhaupt — nur ein Brand entstehen könne, sei der folgende tragische Fall gegenübergestellt: Abgeatmetes Äther-Luft-Gemisch wird bei elektrochirurgischem Arbeiten im Gesichtsbereich zur Explosion(!) gebracht, wodurch der Mundboden verletzt, die Augen aus ihren Höhlen gerissen wurden und eine Lungenblutung eintrat. Kurze Zeit später kam der Patient ad exitum [32].

Bevor auf die oft verheerenden Folgen der Narkose-Explosionen am Patienten näher eingegangen wird, sei vorausgeschickt, daß fast jeder der Betroffenen auch gleichzeitig noch Verbrennungen u. U. bis III.° am Einwirkungsort aufweist; der Schweregrad dieser Verbrennungen ist davon abhängig, ob z. B. der Bereich der Narkosemaske Explosionsort ist oder nur die Eintrittspforte darstellt.

Dasselbe gilt annähernd auch für die Auswirkungen der Explosionswelle auf die Atemorgane. Ereignet sich ein solcher Unglücksfall bei offenem oder halboffenem Narkosesystem, so können — bei entsprechend geringer Violenz des gezündeten Gemisches die hier gegebenen Ausweichmöglichkeiten lebensrettend sein [170]; beim (halb-)geschlossenen System bestehen diese Möglichkeiten bei nur aufliegender (nicht aufgeschnallter) Atemmaske, lokker sitzenden Verbindungen [36] und nicht zuletzt in dem (zerberstenden) Atembeutel [85]. Diese klinische Beobachtung wurde übrigens auch im Tierversuch bestätigt [32]. Bei dickwandigen Atembeuteln (bzw. den jetzt bevorzugten Atembälgen für Wechseldruckbeatmung) konnte bzw. kann mit der zuletzt genannten Ausweichmöglichkeit jedoch nicht gerechnet werden, da zuvor die wesentlich empfindlicheren Lungenalveolen rupturieren. (Das o. a. Wort „annähernd" wurde deshalb gewählt, weil mit dem sehr steilen Druckanstieg einer Explosionswelle die Bedeutung einer Ausweichmöglichkeit etwa im gleichen Verhältnis abnimmt.)

Auch die Rolle des Endotrachealtubus' bedarf noch einer kurzen Besprechung. Im Vergleich zur Maske stellt er — sofern er nicht durch die plötzliche Verengung des Lumens, d. h. durch plötzlich erhöhten Widerstand vom Y-Stück abspringt, auf jeden Fall eine Provokation für pulmonale Verletzungen dar.

Auswirkungen auf Patienten

Relativ harmlose Verletzungen, die sich entweder bei nur schwachen Explosionen oder infolge einer der anfangs genannten Ausweichmöglichkeiten ereignen, sind Blutergüsse im Gesicht, Nasenbluten, leicht bis mittelgradiges Hautemphysem im Gesichts-Hals-Bereich, sowie geringfügige Lungenblutungen [124]; letztere heilen allgemein über eine bronchopneumonische Anschoppung komplikationslos ab. Bedauerlicherweise stellen diese Verletzungen nur den geringsten Anteil in der Vielzahl der Auswirkungen dar.

Liegt ein ausgedehntes Emphysem vor, so muß damit gerechnet werden, daß es entlang der Lungenwurzel bis in das Mediastinum vordringt und lebensbedrohlich wird, besonders, wenn gleichzeitig noch ein in diesem Falle klinisch nicht so leicht diagnostizierbarer Pneumothorax vorliegt [120]. Den Hauptanteil an Verletzungen stellen die oft tödlich ausgehenden Tracheal-Bronchus- oder Lungenrisse in Verbindung mit dem parallel einhergehenden Schockgeschehen.

Der typische Sektionsbefund zeigt — mehr oder weniger kombiniert —
Blutungen und Risse der Schleimhäute der oberen Luftwege;
oft auch geringfügige Haematombildung im Gesichtsbereich, besonders Orbitalhöhlen;
Flächenblutungen unter der Pleura parietalis;
Pneumothorax;
Bronchus- oder/und Lungenruptur bzw.
Risse der Alveolarwände mit teilweise zerstörtem Epithel und Blutungen [99] sowie
neben kleineren, besonders zahlreiche große, die Schnittflächen der Lungenlappen überragende Blutungsherde.
Eine Reihe von Sektionsbefunden ergab außerdem noch Rupturen des hinteren Rachenringes bzw. der Trachea.

Daß nach einem derartigen Unglücksfall parallel zu den diagnostischen auch therapeutische Maßnahmen durchgeführt werden müssen — selbst wenn vorerst kein typischer klinischer Befund erhoben werden kann — soll der folgende Fall vermitteln: Nachdem die Äther-Narkose bereits geraume Zeit abgesetzt war und nur noch Sauerstoff lief, wurde am offenen Thorax elektrochirurgisch gearbeitet. Es ereignete sich gleich zu Beginn eine Explosion, nach welcher der Patient ohne sichtbare äußere Verletzung ruhig weiteratmete — jedoch eine Stunde später ad exitum kam. Der Sektionsbefund ergab keinerlei Verletzungen, lediglich eine „gewisse Anaemie der Lungen" [32] — etwa mit dem Begriff der „blast-injury" vergleichbar, welche heutzutage bei entsprechender Therapie nicht unbedingt tödlich ausgehen muß.

Den Erfolg des rechtzeitigen Handelns verdeutlichen zwei Veröffentlichungen aus den letzten Jahren — lebensrettende Punktion eines (wie schon gesagt, oft nicht so leicht diagnostizierbaren) Pneumothorax [6], sofortige operative Maßnahmen bei Ruptur der thorakalen Trachea *und* beider Bronchien [28].

An sonstigen äußeren Verletzungen wären noch die (jetzt selteneren) Glassplitter-Verletzungen zu nennen, sowie die ungewöhnlichen Fälle, bei denen der Patient vom Operationstisch geschleudert wurde und sich u. a. Knochenbrüche zuzog.

Über Mitbeteiligung von Augen oder Ohren durch Explosionen konnte nichts Nennenswertes in Erfahrung gebracht werden. Eine in manchen Fällen mögliche passagère Taubheit klang im gleichen Maße beim Patienten wie auch beim Personal nach kurzer Zeit wieder ab.

Das Eingehen auf therapeutische Maßnahmen dürfte sich bei dem heutigen allgemeinen Stand der Chirurgie erübrigen — ganz abgesehen davon, daß es sich hier um eine mehr technische Schrift handelt.

10.3 Auswirkungen auf Personal

Die geringe Gesamtzahl der tödlichen Verletzungen beim Krankenhauspersonal ist darauf zurückzuführen, daß bei Unglücksfällen mit komprimierten Gasen nur ein Teil der tatsächlichen Auswirkungen zu erfahren war. Anaesthesisten wurden in 2 bekannten Fällen betroffen — einmal durch eine Narkose-Explosion, zum anderen durch komprimierten Sauerstoff — s. B 3. Relativ häufig waren Trommelfellrisse und Verbrennungen an Armen und im Gesicht, sowie Splitterverletzungen; die übrige Operationsgruppe wurde weit weniger von diesen Verletzungen betroffen.

Eine bei jeder Explosion auftretende passagère Taubheit fast aller Personen bedarf lediglich noch einmal der Erwähnung.

Relativ häufig sind auch die Fälle, bei denen besonders der Anaesthesist sowie Angehörige der Operationsgruppe und kursierendes Personal durch die Druckwelle weggeschleudert und zu Fall gebracht bzw. gegen die Wand geworfen wurden [79]. Die dadurch auftretenden Verletzungen waren erhebliche, erst nach Wochen abklingende Prellungen; gelegentlich sogar Gehirnerschütterungen und Armbrüche. Augenverletzungen wurden nicht bekannt.

10.4 Auswirkungen auf Geräte und Räume

Bei einer Explosion immer betroffen ist das Atemsystem des Narkosegerätes. Entweder ist es der Atembeutel, der rupturiert (bzw. in manchen Fällen regelrecht zerstäubt wird), der Ätherbehälter oder die Atemschläuche. Auch das gesamte Gerät kann durch den verspritzenden Äther und unter Einbeziehung der Gummiteile des Atemsystems in Brand geraten, der wiederum durch das ausströmende Sauerstoff-(Stickoxydul-)Gemisch nicht nur unterhalten, sondern noch provoziert werden kann.

Einige Fälle sind bekannt, bei denen nur das beherzte Hinzuspringen an das brennende Gerät und Abdrehen der Gasflasche(n) eine Katastrophe, nämlich Erhitzen und dann Explosion derselben, verhindert hat.

Weitere Auswirkungen sind umgestürztes und — bei Instrumenten — weitgehend zerstörtes Gerät, sowie reichlichst zersprungene Glasbehälter und -flaschen.

Die Standardschäden bei Räumen sind fast immer herausgedrückte Fensterscheiben, gelegentlich auch Türen.

B. Andere und ungewöhnliche Arten von Bränden und Explosionen

1. Allgemeines

Auch die ungewöhnlichen Unglücksfälle bedürfen einmal einer zusammenhängenden Betrachtung, da sie im Schrifttum kaum erwähnt werden, sich aber — und das gilt besonders für die Haut-Reinigungs- (Entfettungs-) und Desinfektionsmittel — weit häufiger ereignen als man annimmt. Die Sauerstoff-, mehr noch die sogenannten Öl-Explosionen dürften dagegen in den vergangenen Jahren auf Grund der fortschrittlicheren Ausbildung des medizinischen Personals merklich abgenommen haben.

2. Haut-Reinigungs- (Entfettungs-) und Desinfektionsmittel

Neben „Wasch-Äther", Benzin und Alkohol ist auch ein Teil der Haut-Desinfektionsmittel wegen ihres Alkoholgehaltes entzündbar. So löst Wasser schon bei Zimmertemperatur etwa 5% Äther, in Gegenwart von Alkohol sogar wesentlich mehr, und es können leicht brennbare Dämpfe in hier relativ

Andere und ungewöhnliche Arten von Bränden und Explosionen

gefährlichen Mengen abgegeben werden [39]. Die wichtigsten Angaben über die o. a. Stoffe soll die folgende Tabelle zeigen:

Tabelle 23. *Zündeigenschaften einiger (Haut-)Reinigungs- und Desinfektions-Mittel*

Agens	Zündtemperatur in Luft in °C	Zündbereich in Luft in Vol.-%	Flammpunkt in °C
Äthyl-Alkohol.	425	3,5— 15,0	50 Gew.-% = + 24 70 Gew.-% = + 21 90 Gew.-% = + 16
(Leicht-)Benzin	220—300	1 — 7	— 50
Äthylenoxyd	440	2,6—100	(+ 196)*

* Kritische Temperatur.

Legende:
Die Zündtemperaturen liegen beträchtlich unterhalb der beim Arbeiten mit Glühkautern bzw. elektrochirurgischen Instrumenten erreichten Temperaturen bzw. Energien.

Da diese Stoffe per se oder als Lösungsmittel auf der Haut relativ schnell verdunsten, ist das unmittelbar anschließende Arbeiten mit Glühkautern oder elektrochirurgischen Instrumenten weniger von dieser Seite her gefährlich — Hauptursache für Verbrennungen von Patienten waren praktisch immer die mit diesen Stoffen unbemerkt vollgesogenen Kompressen, Abdecktücher und Unterlagen.

Zu diesen Unglücksfällen wurden sinngemäß auch diejenigen gerechnet, bei denen Chloräthyl- oder Äther-getränkte Narkosemasken bzw. Abdecktücher zu Operationsbeginn im Gesichts-Hals-Bereich durch Glühkauter oder elektrochirurgische Geräte entflammt wurden [4, 32, 62].

Von diesen, durch ausgesprochene Nachlässigkeit verursachten Bränden sind aus dem Schrifttum 3 mit tödlichem Ausgang bekannt [45]; 11 weitere verursachten vorwiegend Verbrennungen II.° [4, 45, 62, 134]. Die tatsächliche Zahl derart entstandener Brände, welche außerdem nicht selten Regreßverfahren nach sich zogen, dürfte mit Sicherheit ein Vielfaches betragen.

Auf die Möglichkeit von Verätzungen bis zur Blasenbildung bei längerem Einwirken von Haut-Reinigungs- und Desinfektionsmitteln an Aufliegeflächen und in Beugefalten des Körpers, sowie auf die ebenfalls hierdurch provozierten Verbrennungen bei Anwendung der Elektrochirurgie sei am Rande des Themas hingewiesen — s. D 4.

Nach beendigter Hautdesinfektion ist bis zum Arbeiten mit Glühkautern oder elektrochirurgischen Instrumenten eine entsprechende Wartezeit unerläßlich. Bei zu starker Benetzung, besonders der Abdecktücher und Unterlagen, wird dringend angeraten, entweder länger zu warten oder diese auszuwechseln.

3. Sauerstoff-Brände und -Explosionen

Von den 48 erfaßten Unglücksfällen — entsprechend 7,8% — wurden 6 durch mechanische Ursachen (s. A 6.1) ausgelöst, 29 durch Reibungswärme (s. A 6.22) und letzthin 13 durch offenes Feuer (s. A 6.25) bzw. elektrische Funken (s. A 6.26).

Bei den *mechanischen Ursachen* muß an erster Stelle das (Um-)Fallen bzw. Bersten von gefüllten, d.h. bis zu rd. 200 atü (O_2) unter Druck stehenden Gasflaschen genannt werden. Bei 4, auch in ihrem Ausgang bekannten Fällen — der letzte ereignete sich vor nicht allzulanger Zeit in einer großen Klinik — kamen die mit den Gasflaschen beschäftigten Personen ums Leben [62].

Weitere Ursache — besser gesagt Unsitte — ist das „Losschlagen" von festsitzenden Verschraubungen. Ungewöhnlich dürfte der folgende Hergang sein, der sich vor einigen Jahren ereignete [171]: Vor der Unfallstation eines Krankenhauses wurde mit 40-l-Gasflaschen hantiert, als eine bereits abgestellte Flasche explodierte und der größere, obere Teil des Flaschenkörpers wie eine Rakete über die hohe Umzäunung in den Nachbarbereich flog. Die spätere Untersuchung ergab einen quer verlaufenden, alten Riß nahe der Standfläche (Spannungsriß-Korrosion), der sich auf den gesamten Umfang ausgedehnt hatte und somit die Explosion bewirkte. Die Gasflasche war lt. Bericht erst 8 Jahre alt gewesen und vor 5 Jahren zum letzten Mal geprüft worden.

Alle durch *Reibungswärme* verursachten Unglücksfälle hatten explosiblen Charakter — ebenfalls oft mit schweren Verbrennungen bzw. tödlichem Ausgang [45, 78]. Hierbei verdient ein sehr tragischer — weil unverschuldeter — Fall besonderer Erwähnung: Beim Öffnen eines Ventils der neuen zentralen Sauerstoffanlage durch einen Anaesthesisten ereignete sich eine Explosion, an deren Folgen — Schädelverletzung durch Metallteile — er ad exitum kam [38]. Ursache waren wahrscheinlich (verölte) Herstellungs- oder Montagerückstände.

In 2 Fällen kam es zu einem regelrechten Zimmerbrand, weil beim Auswechseln von Sauerstoff-Flaschen versehentlich das Hauptventil geöffnet und dadurch der Dichtungsring zur Entzündung gebracht wurde [38, 163]. Bei einem weiteren, ähnlichen Unfallhergang [62] zog sich unlängst ein Angehöriger des Operationspersonals eine etwa handtellergroße Verbrennung II.°—III.° am Oberbauch zu, als er das auf seinen Körper gerichtete Hauptventil einer unter 135 atü stehenden Sauerstoff-Flasche öffnete. In der Industrie, wo oft ölverschmierte Arbeitskleidung getragen wird, verursacht ein derartiges Unfallgeschehen meist schwere Verbrennungen ganzer Körperpartien.

Andere und ungewöhnliche Arten von Bränden und Explosionen

Die durch offenes *Feuer oder elektrische Funken* in sauerstoffreicher Atmosphäre bzw. in reinem Sauerstoff hervorgerufenen Unglücksfälle bewirken Brände bzw. explosionsartige Oxydationsvorgänge — ähnlich den in Industriebetrieben praktisch immer tödlich ausgehenden Unglücksfällen, bei denen Schweißern in Großbehältern (in denen sich u. U. auch noch geringe aber sonst harmlose Restmengen irgendeines zündfähigen Gemisches befanden) zur Arbeitserleichterung Sauerstoff zugeführt wurde.

Zur Erzeugung derartiger Vorgänge im Sauerstoffzelt kann bereits die Glut einer Zigarette oder der Funke eines elektrischen Rufknopfes ausreichen. Während sich die eine durch einen Rufknopf ausgelöste Explosion mit primärem tödlichem Ausgang in einem geschlossenen Sauerstoffzelt ereignete [62], fanden die durch Zigarettenglut oder durch Entflammen von Streichhölzern verursachten Brände oder explosionsartigen Vorgänge immer im oder am teilgeöffneten Zelt statt und hatten vorwiegend schwerste Verbrennungen des Patienten — u. U. mit sekundärem tödlichem Ausgang zur Folge [45]. Inwieweit Sauerstoffanteil und/oder Wäsche bzw. Plastikfolie der Zelte jeweils den Hauptausschlag gaben, ist nicht bekannt — s. A 2.2. Selbst eine Zigarette, die auf dem Nachttisch — also bereits abseits vom Zelt — abgelegt wurde, löste noch einen Brand aus, der auf die Zeltfolie bzw. auf den Patienten übergriff [157].

Über allgemeine und spezielle Vorbeugungsmaßnahmen siehe C 1 und 2.

4. Brände und Explosionen durch im Körper verbleibende Narkose-Gase und -Dämpfe

Die Beendigung einer Narkose mit entzündbaren Stoffen bedeutet keinesfalls, daß hiermit auch die Gefahr eines Brandes oder einer Explosion aufhört.

4.1 In den Lungen

Blättert man im internationalen Schrifttum der vergangenen Jahrzehnte, so findet man die unterschiedlichsten Mitteilungen darüber, wie lange ein aus den Lungen abgeatmetes Gemisch noch zündfähig sein soll. Während dies von einer Seite als „wahrscheinlich unmöglich" bezeichnet [68] bzw. auf Grund von Untersuchungen bei Äther-Luft-Narkosen sogar verneint wird [63, 115], werden von anderer Seite (obere) Zeitgrenzen angegeben, innerhalb derer noch Entzündungsgefahr bestehen soll [53].

Äther	weniger als 10—15 min.
Cyclopropan	bis etwa 6— 8 min.
Äthylen	bis etwa 3— 4 min.

Von einigen wenigen Bränden und Explosionen ist bekannt, daß sie sich bei Anwendung der Elektrochirurgie im Gesichts-Hals-Bereich etwa 10 min (Cyclopropan) bzw. 25 min (Äther) nach Absetzen der Narkose ereigneten; bei der überwiegenden Zahl der Veröffentlichungen lauteten die Mitteilungen jedoch lediglich „gleich nach Absetzen" bzw. „einige Zeit" oder „längere Zeit nach Absetzen der Narkose". Es ist deshalb weder klinisch-empirisch noch experimentell möglich, diesbezügliche verläßliche Sicherheitsspannen anzugeben, denn die zu einer bestimmten Narkosetiefe erforderliche Konzentration bzw. Sättigungsmenge ist individuell einfach zu unterschiedlich.

Sicherheit bietet der jeweils durchgeführte und unter A 6.263 — Elektrochirurgie-Geräte — beschriebene „Flagg-Test"; einigermaßen verläßlich dürfte auch die von BEECHER vertretene Ansicht sein [9], wonach die Entzündungsmöglichkeit von abgeatmetem Äther-Gemisch zumindest solange gegeben ist, wie noch eine flache chirurgische Narkose besteht.

4.2 Im Magen

Der ungewöhnliche Fall einer Explosion, welche sich 2¹/₂ Stunden nach Beendigung einer Äthylen-Narkose ereignete (wahrscheinlich durch statische Entladungsfunken beim Aufsetzen einer Sauerstoffmaske — s. a. B 5.21), gab zu Untersuchungen Anlaß, inwieweit überhaupt Narkose-Gemische im Magen verbleiben und von dort aus noch eine Gefahrenquelle darstellen können [118]. Die folgende Tabelle zeigt die Ergebnisse tierexperimenteller Untersuchungen, bei denen der Magen durch eine Sonde mit dem jeweiligen Gemisch aufgefüllt wurde:

Tabelle 24. *Dauer der Zündfähigkeit von Narkosegemischen im Magen*

Narkotikum-Gemisch	Dauer in Min.
Äthylen-Sauerstoff 4 : 1	240
Äther 6%-Stickoxydul-Sauerstoff 6 : 1 . . .	50
Cyclopropan-Sauerstoff 1 : 4	35
Äther 6%-Sauerstoff	25

Legende:
Die Dauer der Zündfähigkeit der einzelnen Gemische verhält sich umgekehrt zur Höhe des Sauerstoffanteiles, d. h. sie ist um so kürzer, je sauerstoffreicher das Gemisch ist. Sauerstoff selbst wird ja bekanntlich relativ schnell von der Magenschleimhaut resorbiert.

Die anfangs aufgeführte Explosion ist — wie in der Veröffentlichung richtig vermutet wurde — kein Einzelfall. Vor einer Reihe von Jahren kam ein Patient nach Absetzen der Äthylen-Narkose, als er während der elektrochirurgischen Arbeit im Gesichtsbereich plötzlich erbrach, durch eine Explosion ad exitum [32].

Andere und ungewöhnliche Arten von Bränden und Explosionen

Der unter A 6.263 aufgeführte Unglücksfall, der beim Arbeiten mit dem Oesophagoskop erfolgte, dürfte sich retrospektiv ebenfalls hier einordnen lassen, wie u. U. auch dieser oder jener aus der Reihe der nicht einwandfrei geklärten Fälle.

Als Vorbeugungsmaßnahme gegen Aufstoßen bzw. Erbrechen von zündfähigen Narkose-Gemischen aus dem Magen, vor allem wenn (unvorhergesehen) elektrochirurgisch gearbeitet werden muß, gelten die unter A 6.263 — Elektrochirurgie-Geräte — aufgeführten Maßnahmen. Die am Ende von Narkosen durchgeführte Entleerung des Magens (besonders nach Tropfnarkosen, assistierter oder künstlicher Maskenbeatmung) kann außerdem das postoperative Befinden der Patienten oft wesentlich verbessern.

Auch auf den postoperativen Verbleib der Patienten in Aufwachräumen bzw. Frischoperierten- oder Wach-Stationen muß noch kurz eingegangen werden. Diese Räume können hinsichtlich der Gefahrenbereiche dem Operationstrakt nicht zugeordnet werden — trotzdem sollte man sich bei verschiedenen Maßnahmen, wie Anwendung von Atemmasken, Skopen, elektrisch betriebenen Hilfsgeräten u. a. m., des unter B 4.1 und 4.2, sowie auch des unter B 5.21 Gesagten erinnern.

5. Explosionen durch endogene physiologische Gase

5.1 Allgemeines

Mag die ungewöhnliche Überschrift auch einige Verwunderung auslösen — die Zahl von immerhin 21 erfaßten derartigen Unglücksfällen rechtfertigt sogar eine eingehende Besprechung. Sie ereigneten sich dadurch, daß im Magen-Darmtrakt oder in der Harnblase gebildete Gase mittels elektrischer Funken und Bögen (Elektrochirurgie) oder elektrostatischer Entladungsfunken (Atemmaske — Kreislaufteil des Narkosegerätes aus nichtleitendem Gummi) entzündet wurden. Diese „Explosionen" verliefen in einigen Fällen tödlich, bzw. verursachten in den übrigen Fällen z. T. lebensbedrohliche Verletzungen — s. Tabelle 1; die Mitteilungen hierüber stammen vorwiegend aus dem vergangenen Jahrzehnt.

5.2 Entstehung, Entzündung und Auswirkungen

Endogene Gase werden einmal durch fermentative Prozesse im Verdauungstrakt gebildet, zum anderen können sie aber auch durch thermale Zersetzung von Blut oder Gewebe entstehen.

Bevor jedoch auf die näheren Umstände, die zu diesen Unglücksfällen geführt haben, eingegangen wird, sei ein kurzer Überblick über die Entzündungseigenschaften der hierfür in Frage kommenden Gase gegeben:

Magen-Darmtrakt

Tabelle 25. *Zündeigenschaften der endogenen (physiologischen) Gase in Luft*

Agens	Zündbereich in Vol.-%	Zündtemperatur in °C	Min. Energie in 10^{-3} Joule
Ammoniak	15 —28	630	
Äthylen	2,7—28,5	425	0,085
Azetylen	1,5—82	305	0,019
Kohlenmonoxyd.	12,5—74	605	
Methan.	5 —15	595	0,28 (bei 8,5%)
Schwefel-Wasserstoff	4,3—45	270	
Wasserstoff	4 —75,6	560	0,019 (bei 28—30%)

Legende:
Auf Angaben über Sauerstoff-Gemische wurde verzichtet, da bereits Luft-Gemische Explosionen verursachen können.

5.21 Magen-Darmtrakt

Die fermentativen Vorgänge im Magen, besonders jedoch im Darm, gehen unter Bildung einer Reihe von Gasen vonstatten, deren tägliche Menge etwa 0,5—1 l beträgt. Erstmalige Nachweise hierüber (Methan und Kohlendioxyd) erfolgten bereits Anfang und Mitte des vorigen Jahrhunderts [18, 137]. Inzwischen sind die Kenntnisse auf diesem Gebiet [8, 29, 40] soweit fortgeschritten, daß sich praktisch alle Unglücksfälle erklären lassen:

Tabelle 26. *Zusammensetzung der endogenen physiologischen Gase in Vol.-%*

Agens	Vol.-%
Ammoniak.	
Kohlendioxyd	10,3
Methan	29,6*
Sauerstoff**	0,7
Schwefelwasserstoff	
Stickstoff**	59,4
Wasserstoff.	6,1*
Indol, Skatol	Spuren

* Bei Milch-Diät, Leguminosen etc. dominieren Methan mit 34,0 und Wasserstoff mit 43,9 Vol.-%.
** Durch „Luftschlucken" — kein Gas der Stoffwechselproduktion.

Legende:
Zu den ernährungsmäßig, d. h. durch Milch, Leguminosen etc. bedingten Variationen rechnen auch noch gegorene bzw. verdorbene Speisen; weitere

Andere und ungewöhnliche Arten von Bränden und Explosionen

Änderungen in der Zusammensetzung können auf abnormer Darmflora beruhen, Wechsel in der Peristaltik, Obstruktion, Paralyse etc.

Vergleicht man jetzt die Tafeln 26 und 27, so ergibt sich, daß die Volumen-Anteile der im Magen-Darmtrakt entstehenden Gase mehr oder weniger im Bereich der Zündgrenzen liegen. Hierbei dürfte jedoch der relativ große Stickstoffanteil eine beträchtliche Schutzfunktion ausüben (s. A 4.5), d. h. die Zahl solcher Unglücksfälle entsprechend niedrig halten. Es sollte sich jedoch erübrigen, diesen Gegebenheiten im Sinne des Themas noch weiter nachzugehen, da Zahlen, wie sie in Tabelle 26 (und 27) angegeben sind, bei der physiologischen Schwankungsbreite immer nur Richtwerte darstellen können.

An Explosionen durch Eruktation von Gasen aus dem Magen, die sich u. a. auch infolge von Störungen der Darmperistaltik dort angesammelt hatten, konnten 3 Fälle ermittelt werden [76, 89]. Auslösende Ursache waren statische Entladungsfunken durch Aufsetzen bzw. Wegnehmen von Sauerstoff-Beatmungs-Masken aus nicht-leitendem Gummi, in einem Fall während der Operation [160]. Eine Explosion verlief infolge Ruptur des Magens tödlich; die Autopsie ergab noch eine Milzruptur und einen Riß im re. Leberlappen. Über die 2 weiteren Unglücksfälle konnte nichts Näheres in Erfahrung gebracht werden.

Die einzige in Frage kommende Vorbeugungsmaßnahme für derartig seltene — aber doch im Bereich der Möglichkeit liegende — Unglücksfälle ist auch hier wieder das aus leitfähigem Gummi bestehende Atemsystem (s. A 6.273). Für endoskopisches Arbeiten sollten gegebenenfalls zusätzlich „träge" Gase wie Stickstoff oder Kohlensäure verwendet werden bzw. wie unter A 6.263 — Leuchten und Endoskope — aufgeführt, einwandfrei beschaffene Geräte.

Explosionen beim elektrochirurgischen Eröffnen des Darmes bzw. bei elektrochirurgischem Arbeiten im Darm (Anus, Rektum) können entweder durch endogene Gase bzw. durch diese in Verbindung mit Gasen, die durch thermale Zersetzung von Blut oder Gewebe freiwerden oder durch letztere alleine hervorgerufen werden.

Tabelle 27. *Zusammensetzung der durch thermale Zersetzung von Blut oder Gewebe freiwerdenden Gase in Vol.-%*

Agens	Vol.-%
Azetylen	1,0— 2,2
Äthylen	— 1,0
Kohlenmonoxyd	9,4—27,6
Kohlendioxyd	6,2—11,9
Sauerstoff	2,0— 5,1
Wasserstoff	37,5—58,9
Restl. Inertgase	12,3—17,3

Vergleicht man wiederum die Tabellen 25 (26) und 27, so zeigt sich auch hier, daß die Volumen-Anteile der bei Anwendung von Hochfrequenzstrom freiwerdenden Gase mehr oder weniger im Bereich der Zündgrenzen liegen. Die Schutzfunktion des u. U. nur in begrenztem Maße oder gar nicht vorhandenen Stickstoffes wird dann z. T. durch die auf Tabelle 27 zuletzt aufgeführten „restlichen Inertgase" wahrgenommen.

An Explosionen beim elektrochirurgischen Eröffnen des Darmes bzw. beim Arbeiten im Darm konnten 15 Fälle ermittelt werden. Während ein bei Eröffnen des Darmes erfolgender explosionsartiger Vorgang [62] und 10 andere beim Abtragen von Haemorrhoiden und Polypen [18, 20, 103, 187] ohne ernste Folge blieben, machten Explosionen bei 3 weiteren derartigen Eingriffen eine sofortige Laparotomie notwendig. Im ersten Fall wurden während des Abtragens eines Polypen im Rektum-Sigma-Bereich — trotz vorhergegangener Darmspülung — nachdringende Darmgase in Form einer lauten Explosion und einer rd. 60 cm langen Stichflamme zur Entzündung gebracht. Die sofortige Laparotomie zeigte mehrere, bis 10 cm lange Lacerationen, die eine Teil-Resektion des Colon transversum bzw. descendes erforderlich machten; der Patient genaß [18]. Bei den zwei anderen Fällen wurden (innere) Haemorrhoiden operiert, wobei in einem Fall das Rektoskop durch die Explosion mitherausgeschleudert wurde. Die anschließend durchgeführten Laparotomien ergaben einmal einen rd. 10 cm langen Riß im unteren Sigmoid/oberen Rektum und drei kleine Perforationen [56], zum anderen einen oberflächlichen Riß im Peritoneum sowie massive Ecchymosis des Sigma in etwa 15—20 cm Abstand [116].

Innerhalb der Vorbeugungsmaßnahmen steht das rechtzeitige und ausreichende „Abführen" an erster Stelle. Das früher empfohlene Absaugen etwaiger nachkommender Darmgase während des Eingriffes gewährt keinesfalls einen Schutz; gut dagegen ist der Vorschlag, ein Rektoskop mit Stickstoff- oder Kohlensäure-Gebläse (und gleichzeitiger Absaugung) zu verwenden [20]. Der Nachweis darüber, daß das betr. Schutz-(Inert-)Gas (s. A 4.5) in ausreichender Konzentration vorhanden ist, wird durch eine nur noch minimale Rauchentwicklung beim elektrochirurgischen Arbeiten erbracht.

5.22 In der Blase

Explosionen als Komplikation bei elektrochirurgischem Arbeiten in der Blase sind eine ausgesprochene Seltenheit. Die Ansicht, daß dem Patienten verabfolgte entzündbare Narkotika aus dem Gewebe austreten und in der Blase zur Entzündung gebracht werden können — auch daß Thiobarbiturate dort die Bildung von Schwefelwasserstoff verursachen — kann hier nicht vertreten werden. Neben (Indikan und) Phenol, das als Folge von Darmerkrankungen oder Fäulnisprozessen in *ungefährlicher Menge* in der Blase erscheinen kann, kommen als Unfallquelle wohl ebenfalls die durch thermale Zersetzung von Blut oder Gewebe freiwerdenden Gase in Betracht (s. Tabelle 27). Da der hierbei freiwerdende Sauerstoff jedoch nicht ausreicht, um diese zu entzünden, können derartige Unglücksfälle theoretisch nur dann stattfinden, wenn entweder die Blase nicht luftfrei aufgefüllt war, oder über das Resektoskop bzw. über das Aspirationsgerät atmosphärische Luft eingebracht wurde.

Von den 3 erfaßten „Explosionen", die sich beim elektrochirurgischen Arbeiten in der Blase ereigneten, fanden zwei unmittelbar nach der Aspiration von Gewebeteilen in Form eines mehr bzw. weniger gedämpften Knalles statt. In beiden Fällen war eine Blasenruptur die Folge, beim zweiten kam noch ein sternförmiger Riß der Blasenrückwand und des Peritoneums dazu [95]. Die Patienten genasen nach der sofort anschließend durchgeführten operativen Versorgung. Der 3. Fall zeigte bei der acht Tage später durchgeführten Kontroll-Cystokopie Risse in der Mucosa [19].

Die einzigste, meist unbewußt durchgeführte Vorbeugungsmaßnahme ist — da sie auch gleichzeitig ein übersichtliches Operationsfeld schafft — das jeweilige exakte Spülen bzw. Wiederauffüllen der Blase, wodurch die Entstehung von etwaigen gefährlichen „Gas-Luft-Kuppeln" vermieden werden kann.

6. Brände und Explosionen abseits von Anaesthesie-Räumen

Die Möglichkeiten für Unglücksfälle im übrigen Bereich des Operationstraktes sind äußerst vielseitig, und es werden weitere typische, in ihren Einzelheiten bekannte Vorgänge aufgeführt.

Wenn Narkosegeräte nach Beendigung der Operation in Anaesthesie- oder sonstigen Räumen abgestellt werden, ist das Schließen der Flaschen- und Dosimeterventile die Regel, nicht jedoch das Entleeren des Atemsystems von Narkotikum-Rückständen. Wird das Gerät dann auch noch mit Kunststoff-Tüchern oder -Hüllen abgedeckt, so ist bereits während dieses Vorgangs oder auch beim Wieder-Wegnehmen die Möglichkeit der Bildung von elektrostatischen Funken gegeben, welche diese Rückstände entzünden, d. h. zur Explosion bringen können. Selbst bei Narkosegeräten mit durchgehend ableitfähigen Teilen stellen Kunststoff-Tücher oder -Hüllen paradoxerweise eine Provokation dar, da sie — in sich selbst aufgeladen — zu den ableitfähigen Teilen (oder auch zur Person) eine Potentialdifferenz bilden können. Für Abdeck-Tücher und -Hüllen aus Baumwolle oder Leinen treffen diese Möglichkeiten nur bei verhältnismäßig niedriger relativer Luftfeuchtigkeit zu. Gewiß haben sich mehr als nur 3 mitgeteilte Unfälle ereignet [32], bei denen die beteiligten Personen übrigens keine ernsthaften Körperschäden erlitten.

Daß das Durchspülen eines Atemsystems z. B. nach einer Narkose vorsichtig geschehen muß, wird durch Explosionsgeschehen in Schläuchen oder

Atembeuteln verdeutlicht, wobei in einem Fall der betreffende Anaesthesist beträchtliche Verletzungen davontrug [*32, 109*].

Die Vorbeugungsmaßnahmen gegen derartige Unglücksfälle ergeben sich bereits aus dem obigen Text: Vor dem Abdecken eines Narkosegerätes — wenn es sein muß, dann nur mit Baumwoll- oder Leinen-Tüchern bzw. -Hüllen — sollten die „Verdampfer" abgeschraubt und das Atemsystem vorsichtig durchgespült werden.

Ein Anaesthesist trug gewohnheitsmäßig eine Äther-Tropfflasche in seiner Kitteltasche. Als eines Tages die Flasche zufällig auslief, stand er gerade an einem Röntgengerät, durch dessen Funken die Ätherschwade in Brand gesetzt wurde [*46*].

Über ähnliche, durch Unachtsamkeit hervorgerufene Unfallgeschehen im Operationstrakt wurde bereits unter A 6.25 berichtet. Die Unsitte, glimmende Zigarettenreste u. a. in Waschbecken oder Abfalleimer zu werfen, wurde ebenfalls unter A 6.25 behandelt.

Die möglichen schweren Folgen, die das achtlose Ausgießen z. B. von Ätherresten nach sich ziehen kann, sollen die 3 folgenden Unglücksfälle verdeutlichen: Ein Ätherrest wurde in das Toilettenbecken des dem zentralen Versorgungsraum benachbarten Waschraumes gegossen aber nicht nachgespült. Einige Zeit später benutzte eine Schwester diese Toilette, und die elektrostatischen Entladungsfunken ihrer Dralon-Nylon-Wäsche entzündeten den im Toilettenbecken stehenden Ätherdampf und damit auch ihre Kleidung; sie erlitt lebensgefährliche Verbrennungen. Nicht mehr benötigter Äther wurde in das Spülbecken eines Nebenraumes gegossen, in welchem sich gleichermaßen eine stehende Schwade von Ätherdampf bildete. Als kurze Zeit später eine Anaesthesie-Schwester den Raum betrat, schlug eine fast 1 m lange Stichflamme aus dem Becken. Wahrscheinlich war mit dem Öffnen der Tür ein Teil der Ätherschwade in den Raum gezogen und durch elektrostatische Entladungsfunken ihrer Kleidung entzündet worden [*175*].

Auch der dritte Fall sollte zu denken geben: In ein Waschbecken ausgeschütteter Äther stieg über das Abflußrohr im Waschbecken des benachbarten Raumes als Schwade auf, wo er von einer abgelegten, glimmenden Zigarette entzündet wurde. Der hier entstandene Brand wanderte durch dasselbe Abflußrohr in das Becken des ersten Raumes zurück, wo sich dann eine Explosion ereignete [*111*].

Weitere 3 Unglücksfälle ereigneten sich beim Destillieren mit Äther in den angegliederten Laboratorien. Zweimal waren es die Heizspiralen der Kochplatten [*39, 62*], im dritten Fall höchstwahrscheinlich die Funken des Ventilator-Motors im „Abzug", welche die Raumexplosion auslösten. An Personenschaden wurden nur Verbrennungen II.° einer medizinisch-technischen Assistentin bekannt; an Materialschaden zersplitterte Glasscheiben, ein zerborstener Labor-Schrank und zerstörte Einrichtungsgegenstände [*62*].

In einem ähnlich gelagerten Fall brachten Funken des Thermostaten eines Kühlschrankes die Dämpfe von in Äther aufbewahrtem Untersu-

Andere und ungewöhnliche Arten von Bränden und Explosionen

chungsmaterial zur Explosion. Eine im Raum anwesende Person wäre mit Sicherheit lebensgefährlich verletzt worden, da die Druckwelle nicht nur die Kühlschranktür herausriß, sondern auch sonst erheblichen Materialschaden verursachte [158].

Die wohl schwerste Explosion ereignete sich vor etwa einem Jahrzehnt in einem Krankenhaus beim Transport einer Korbflasche, aus welcher Äther verloren wurde [62]. Der im Bereich anwesende Apotheker warnte sofort durch lautes Rufen, riß Fenster und Türen auf und versuchte, eine bereits benommene Angestellte in Sicherheit zu bringen, als sich eine gewaltige Explosion ereignete. Die Angestellte war sofort tot, er selbst und der die Flasche transportierende Gehilfe erlagen am selben Tag noch ihren Verletzungen; die Giebelfront des Gebäudes war z. T. herausgedrückt. Als Ursache wurde Funkenschlag durch Absatznägel oder elektrostatische Aufladung des Transportwagens angenommen.

Abschließend noch ein warnendes Beispiel für den Umgang mit Chemikalien — ebenfalls aus einer chirurgischen Abteilung [169]. Es sollte eine Anzahl alter Fläschchen mit niedrig-prozentiger Pikrinsäure vernichtet werden, welche zu therapeutischen Zwecken verwendet worden war. Als einige dieser Fläschchen mit eingetrockneter Substanz auf den brennenden Teil des Müllplatzes geworfen wurden, ereignete sich eine regelrechte Detonation.

Über Vorbeugungsmaßnahmen s. C 3.2 — Lagerung und Umgang mit zündfähigen flüssigen Narkotika.

7. Die Kalt-Sterilisation

mit Äthylenoxyd $(CH_2)_2O$ bedarf der Vollständigkeit halber zumindest einer kurzen Betrachtung, da sie einmal gerade für den Anaesthesisten von Bedeutung, zum anderen aber nicht ganz ungefährlich ist. Bedauerlicherweise war über einige bekanntgewordene Unglücksfälle nichts Näheres in Erfahrung zu bringen.

Im Gegensatz zum relativ stabilen flüssigen Äthylenoxyd können Gas-Luft-Gemische sehr leicht durch heiße Oberflächen, Feuer, elektrische Funken und Lichtbögen, sowie durch statische Entladungsfunken entzündet werden. Die untere Entzündungsgrenze liegt bei 2,6 Vol.-%, die obere bei 100 Vol.-%; die Zündtemperatur beträgt +440 °C.

Dem zeitlich rationelleren „Hochdruckverfahren", welches mit hohen Inertgas-Anteilen, d. h. 80—90 Vol.-% Kohlensäure (u. a. Cartox, Carboxide) bei etwa 5 atm arbeitet, steht das als sicherer bezeichnete „Niederdruckverfahren" mit etwa gleich hohen Anteilen von Frenon 11 und 12 bzw. Genetron 12 (u. a. Cry-Oxcide, Permoxcide) gegenüber. Wie eine erst unlängst veröffentlichte Arbeit [23] zeigt, ist die Entwicklung auf diesem Gebiet noch im Fluß — ganz abgesehen davon, daß die Erläuterung der anstehenden Probleme über den Rahmen dieser Schrift hinausgehen würde.

C. Lagerung und Umgang mit zündfähigen Stoffen, Unglücksfälle durch Verwechslung von Gasen

1. Allgemeines

Die Vielzahl von möglichen Unfallgeschehen mit verdichteten bzw. verflüssigten Gasen und Flüssigkeiten wie Narkotika, Haut-Reinigungs-(Entfettungs-) und Desinfektionsmitteln etc. läßt, da eine eingehende Kenntnis der entsprechenden umfangreichen Bestimmungen, Verordnungen etc. — s. F — von medizinischem Personal nicht erwartet werden kann, ein Eingehen auf die besonderen Bedingungen im Operationstrakt gerechtfertigt erscheinen. Abgesehen davon, hat dieser Bereich oft am meisten unter der räumlichen Überforderung mancher Krankenhäuser zu leiden, und es wird dann noch hinsichtlich Lagerung und Umgang mit zündfähigen Stoffen unter nicht vertretbaren Bedingungen gearbeitet!

Drei grundsätzliche Vorbemerkungen:

1.1 Aufbewahrungsräume für diese Stoffe unterliegen den Druckgasbestimmungen bzw. der VbF. Sie müssen als Gefahrenbereiche betrachtet werden und erfordern elektrische Installation gemäß VDE 0165 (Technische Regeln in Vorbereitung).

1.2 Flaschen mit verdichteten bzw. verflüssigten Gasen dürfen nicht gemeinsam mit Flüssigkeiten gelagert werden.

1.3 Im Bereich von Lagerräumen und im Operationstrakt ist eine entsprechende Zahl von Trocken-Handlöschgeräten in roter Ausführung an einem gut sichtbaren und zugänglichen Ort anzubringen.

2. Verdichtete bzw. verflüssigte Gase

2.1 Begriffsbestimmungen

Nach DIN 477 ist für die Begriffe „verdichtet" bzw. „verflüssigt" ihre kritische Temperatur maßgebend, d. h. die für jedes Gas spezifische Grenztemperatur oberhalb der es nicht mehr verflüssigt werden kann.

Lagerung und Umgang mit zündfähigen Stoffen

Es gelten

als verdichtet alle Gase, deren kritische Temperatur unter —10 °C liegt und deren Überdruck 1 kp/cm² bei 15 °C übersteigt;
als verflüssigt alle Gase, deren kritische Temperatur gleich oder höher als —10 °C ist und deren Dampfüberdruck 1,25 kp/cm² bei 40 °C übersteigt.

Die folgende Tabelle soll die für den Anaesthesisten notwendigen Grundkenntnisse über die von ihm angewandten Gase vermitteln:

Tabelle 28. *Wichtigste Angaben über medizinisch genutzte Gase nach DIN 477 und Druckgas-Bestimmungen*

	verdichtete Gase		verflüssigte Gase	
	brennbar	nicht brennbar	brennbar	nicht brennbar
Farbe	rot	grau	rot	grau
Gewinde in mm ∅	21,8	21,8	21,8	21,8
Richtung	links	rechts	links	rechts
		Helium	Äthylen	Kohlendioxyd
		Nitrox (grüner Hals) O_2 80 % N_2 20 %	Äthylenoxyd	
		Carbogen (blauer Hals) O_2 95 % CO_2 5 %	(Cyclopropan) s. u.	

Sonderventile

	Azetylen gelb Spannbügel	Sauerstoff blau R ³/₄″ (rechts)	Cyclopropan orange[2] Pin-Index[1] Spannbügel	Stickoxydul grau bis 3 1: ³/₄″ (Innengewinde) 10 1: ³/₈″
		Preßluft grau R ⁵/₈″ (rechts) Innengewinde		
		Stickstoff grün 24,32 mm rechts		

[1] Übernahme des Pin-Index-Systems nach ASA B 57.1-1958 und B.S. 1319:1955 in DIN 477:1963, auch für andere medizinisch genutzte Gase (Sonderanschlüsse).

[2] Farbkennzeichnung ebenfalls nach ASA bzw. B.S., die mit Ausnahme von Preßluft und Edelgasen *nicht* mit der deutschen Kennzeichnung übereinstimmen.

2.2 Lagerung von Gasflaschen

a) Gasflaschen dürfen nicht auf belebten Fluren gelagert werden.
b) Der Raum, in welchem eine größere Anzahl von Gasflaschen lagert, muß außerhalb eines Arbeits- oder Wohnbereiches liegen.
Er muß durch ein Schild gekennzeichnet sein „Rauchen und offenes Licht verboten".
c) Die Temperatur des Raumes darf 50 °C nicht übersteigen, d. h. Kellerräume mit Heizungsrohren sind ungeeignet. Der Raum muß mit mindestens einem Fenster versehen sein, so daß eine etwaige Druckwelle zum Teil abgeleitet werden kann.
d) Gasflaschen dürfen keiner direkten Sonneneinstrahlung ausgesetzt sein.
e) Besteht keine Wandhalterung für jede einzelne Flasche, so dürfen sie nur im Liegen aufbewahrt werden.
f) In Arbeitsbereichen dürfen nur zwei Gasflaschen aufbewahrt werden, entweder an der Wand gesichert oder auf einem standsicheren Untersatz mit Halterung.

2.3 Umgang mit Gasflaschen

a) Der Umgang mit Gasflaschen sollte nur aufgeklärtem Personal anvertraut werden.
b) Hierbei sind Rauchen und offenes Licht verboten.
c) Das Anschlagen von Gasflaschen untereinander, bzw. durch harte Gegenstände, ist zu vermeiden. Dies gilt nicht nur für den Transport, sondern auch für das Öffnen von festsitzenden Verschraubungen und Ventilen.
d) Öl, Fett oder anderes oxydierbares Material darf nicht mit Sauerstoff-Flaschen, d. h. ihren Ventilen, Anschlußstutzen usw. in Berührung kommen bzw. nicht zum „Schmieren" schwergehender Ventile, Gewinde usw. verwendet werden.
e) Der Transport einzelner Flaschen ist auf Rollgestellen mit Sicherung der Flaschen gegen Herunterfallen durchzuführen.

2.4 Anschließen bzw. Austausch von Gasflaschen

a) Besteht Unklarheit darüber, ob bzw. wie weit eine Flasche noch gefüllt ist, so prüft man bei verdichteten Gasen mit einem Kontrollmanometer. Bei verflüssigten Gasen ist ein Vergleich des eingestempelten Leergewichtes mit dem tatsächlichen Gewicht (einschließlich Verschlußmutter und Ventilschutzkappe) erforderlich.
Das (selbst vorsichtige) Öffnen des Flaschenventils zu diesem Zweck ist einmal gefährlich und gibt zum anderen keinen sicheren Anhalt über den tatsächlichen Füllungszustand.
Bei verflüssigten Gasen (z. B. CO_2) kann durch Unterkühlung infolge zu rascher Entnahme kein Gasdruck mehr bestehen und dadurch die Flasche leer erscheinen. Solche Flaschen kommen bei Erwärmung wieder auf Druck. Zulässige Erwärmung (Warmwasser, warme Tücher) bis 40 °C unter Kontrolle.
b) Während des Anschließens von Gasflaschen ist unbedingt Vorsorge gegen etwaiges Umfallen — besonders bei Massivböden — zu treffen.
c) Vor Anschluß einer Gasflasche an eine Apparatur sind die Anschlußstutzen, wenn sie nicht durch die übliche Verschlußmutter geschützt waren, ggf. von Öl bzw. Gleitmitteln, Staub oder Schmutz zu reinigen.
Häufig wird zu diesem Zweck das Flaschenventil kurz geöffnet. Wie unter a) bereits geschehen, wird auch hier auf die Gefährlichkeit dieser Maßnahme hingewiesen.

Lagerung und Umgang mit zündfähigen Stoffen

d) Nach dem Anschließen ist jegliches Flaschenventil langsam zu öffnen.
   Wenn z. B. eine Sauerstoff-Flasche an die Leitung oder an das Entnahmegerät
   angeschlossen ist, kann plötzlicher Druckanstieg am Ende der angeschlossenen
   Leitung zu Temperaturerhöhungen von rd. 500—800 °C führen, wodurch die
   Ventildichtungen und evtl. auch Leitungen ausbrennen können.
e) Die Anschlußstutzen von leeren Gasflaschen sind wieder mit der Verschlußmutter
   zu versehen.
f) An die Füllstationen zurückgehende Gasflaschen brauchen nicht vollständig ent-
   leert zu sein (Ist ihre vollständige Entleeerung erforderlich, so soll dies nicht
   ohne Reduzierventil erfolgen).
g) Hat sich in Gasflaschen Wasser angesammelt, so sind diese mit entsprechendem
   schriftlichem Vermerk an die Füllstation zurückzugeben (Entstehung von Span-
   nungsrißkorrosionen!).

2.5 Für den Betrieb von Sauerstoffzelten sind folgende Punkte unbedingt zu beachten:

a) An der Zimmertür ist ein Schild anzubringen mit der Aufschrift
   „Sauerstoffzelt — Rauchen und offenes Licht verboten".
b) Einem Patienten unter dem Sauerstoffzelt darf keinesfalls der Knopf
   einer elektrischen Rufanlage gegeben werden.
c) Das Arbeiten mit der Taschenlampe im Zelt selbst oder in dessen Bereich
   ist zu unterlassen.

2.6 Unglücksfälle durch Verwechslung von Gasen

Auch derart verursachte Unglücksfälle bedürfen der kurzen Besprechung. Es konnten im Verlauf der letzten Jahre immerhin 6 derartige Vorkommnisse erfaßt werden, welche 8 Menschenleben forderten.

Zu Beginn sei ein ausgesprochener Kriminalfall aus dem II. Weltkrieg genannt, welcher übrigens auch verfilmt wurde („Danger For Green"): Eine Angehörige eines Londoner Krankenhauses vertauschte die Sauerstoff-Flasche am Narkosegerät eines bestimmten Anaesthesisten mit einer Stickoxydul- oder Kohlendioxydflasche, welche sie vorher auf die Kennzeichnungsfarbe grün umlackiert hatte. Der Patient kam ad exitum. Eine Wiederholung konnte gerade noch verhindert werden.

In 2 weiteren tragischen Fällen wurden — zweimal innerhalb von zwei Wochen am gleichen Narkosegerät — Sauerstoff und Kohlendioxyd falsch angeschlossen; die 2 weiteren gleichgelagerten Versehen ereigneten sich mit Stickoxydul [7]. Der letzte bekanntgewordene Unglücksfall, welcher 3 Menschenleben kostete, ereignete sich dadurch, daß Stickoxydulflaschen an die zentrale Sauerstoff-Versorgungsanlage angeschlossen wurden.

Der zuerst genannte Fall, d. h. sogar bewußtes Vertauschen von Gasflaschen ist in den anglo-amerikanischen Ländern mit der Einführung des Pin-Index-Systems für Flaschen mit Spannbügel-Anschluß (ASA B 57.1 — 1958 und B.S. 1319: 1955 bzw. DIN 477/1963) jetzt praktisch ausgeschlossen; in einer Reihe von anderen Ländern ist diese Möglichkeit jedoch immer noch gegeben. Die Schaffung der deutschen Normen (DIN) vor nunmehr über 50 Jahren ließ diese Probleme in unseren Krankenhäusern gar nicht erst aufkommen.

Trotzdem muß auf eine Fehlerquelle hingewiesen werden, die sich auch bei unseren Normen nicht ausschließen ließ: Vereinzelte Gerätetypen haben noch aufsteckbare Gummischlauch-Verbindungen zwischen Reduzierventil und Dosimeter/Kollektor. Ein solcher Fehler, bei dem nach wohlgemeintem „radikalem Hausputz" diese Schläuche falsch aufgesetzt, d. h. vertauscht worden waren, verdankt seine rechtzeitige Entdeckung nur dem Umstand, daß der betr. Anaesthesist beim Öffnen des *Stickoxydul*-Flaschenventils zufällig auf die Rotameter schaute, von denen — wiederum zufällig — der für *Sauerstoff* bestimmte aufgedreht war und hörbar hochschnellte; in einem anderen Haus wurde das gleiche Versehen nicht rechtzeitig bemerkt und führte zum Tod des Patienten [62].

3. Flüssige Narkotika

3.1 Begriffsbestimmungen

Nach DIN 477 bzw. VDE 0165 gehören alle unter A 4. aufgeführten Narkotika den Zündgruppen 4 bis 1 (Zündtemperatur in Luft von $+135\,°C$ bis $+450\,°C$ und höher) an und unterliegen hinsichtlich Brand- und Explosionsgefahr den gesetzlichen Bestimmungen — s. F und [51].

3.2 Lagerung und Umgang

a) Außerhalb der gesetzlich vorgeschriebenen Lagerräume in Apotheken etc. dürfen in Arbeitsbereichen nur kleine Mengen für den laufenden Bedarf, im Höchstfall 2 Liter (Gesamtmenge!) lagern.
b) Der dafür bestimmte Raum muß etwa dem unter C 2.2 c) aufgeführten entsprechen.
   Es soll dort weder geraucht noch mit offenem Feuer umgegangen werden.
c) Sie dürfen keiner direkten Sonneneinstrahlung ausgesetzt sein.
d) Ihre Aufbewahrung in Fluren, Durchgängen etc. ist nicht statthaft, desgl. nicht in elektrisch betriebenen Kühlschränken, deren Einrichtung (z. B. Thermostate) nicht explosionsgeschützt gebaut ist.
e) Die Behältnisse (Flaschen) dürfen nicht voll aufgefüllt sein und müssen einen Verschluß haben.
f) Beim Umfüllen ist ein Verschütten auf den Fußboden peinlichst zu vermeiden. Reste gehören nicht in Abfalleimer, Wasch- oder Toilettenbecken; sie sind notfalls im Freien zu vernichten.

Abschließend wird noch einmal auf die gefährlichen Äther-Peroxyde hingewiesen, die auch die Verwendung alten Äthers als sogenannten Wasch-Äther verbieten und seine Vernichtung (im Freien) notwendig machen. Obwohl diese Peroxyde nicht so explosibel wie Äther sind, setzen sie doch seine Zündtemperatur u. U. beträchtlich herab.

Sie können mit der folgenden einfachen Methode festgestellt werden [176]:

1 ml 10⁰/o wäßrige Lösung von (frisch angesetztem) Kaliumjodid +10 ml Äther.

Mengen von bereits 0,001⁰/o Peroxyd sind nach etwa 5 min Schütteln durch Gelbfärbung zu erkennen.

4. Haut-Reinigungs- (Entfettungs-) und Desinfektionsmittel

4.1 Begriffsbestimmungen

Zu dieser Gruppe von Stoffen gehören Äther, Alkohol, Benzin und alle sonstigen Mittel mit einem Alkoholgehalt von mehr als 50⁰/o.

4.2 Lagerung und Umgang

Hierfür gelten sinngemäß die unter C 3.2 aufgeführten Punkte. Ausgenommen sind Mittel mit weniger als 50⁰/o Alkoholgehalt.

Auf die Ausbreitung von Schwaden zündfähiger (Luft-)Gemische, die bei Äther und Benzin 5 m und mehr betragen kann [39], wird nochmals hingewiesen.

D. Elektrische Unfälle

1. Allgemeines

Der elektrische Unfall hat in den früheren Jahren im Operationssaal eine recht untergeordnete Rolle gespielt, da man sich mit relativ wenig „Apparaten" begnügte — besser gesagt, begnügen mußte. Bei der jetzt ständig zunehmenden Verwendung von elektrisch betriebenen Geräten ist das Auftreten von Fehlern und entsprechenden Unfällen also mehr denn je gegeben; auch die moderne Bauweise und nicht sorgfältig ausgeführte Installationen sind gelegentlich hierfür die Ursachen.

Im allgemeinen verläuft bei normaler Spannung von 220 V jeder 20. elektrische Unfall tödlich, bei Hochspannung jeder 5. Etwa die Hälfte aller

Unfälle ereignet sich infolge von Unwissenheit, d. h. durch nicht eingearbeitetes Personal, die andere Hälfte infolge von Vernachlässigung der Sicherheitsvorschriften durch geschulte Kräfte. Nur in ganz seltenen Fällen können sogenannte „unglückliche Umstände" verantwortlich gemacht werden.

Bei den nicht tödlich ausgegangenen Unfällen waren neben Verbrennungen schwere Schockzustände mit nachfolgender Organschädigung, wie u. a. Strumabildung und langdauernde Herzschäden die Folge.

Tabelle 29. *Verteilung der 69 elektrischen Unfälle und ihre Auswirkungen*

		Installation	Hilfsgeräte	Chirurgiegeräte	Gesamt
Todesfälle	Pat.	1	2	1	4
	Pers.	—	3	—	3
Verbrennungen	I°			24	24
	II° Pat.			20	20
	III°			5	5
	I°				
	II° Pers.	2	1		3
	III°				
Sonstige Verletzungen	Pat.	—	—	1	1
	Pers.	7	2	—	9
Gesamt	Pat.	—	—	50	50
	Pers.	9	3	—	12

Legende:

Wie bei den Bränden und Explosionen dürfte die absolute Zahl der elektrischen Unfälle ebenfalls weit höher liegen, als durch Schrifttum und Umfragen in Erfahrung zu bringen war. Dies gilt besonders für Unfälle, die sich durch Außerachtlassung der notwendigen Sorgfalt bei elektrochirurgischem Arbeiten ereigneten.

Im Rahmen der Unfallverhütung obliegt es dem technischen (Haus-) Personal, die Vielzahl von Vorschriften, Bestimmungen, Empfehlungen zu kennen und über deren Durchführung zu wachen. Es ist aber Sache des in medizinisch genutzten Räumen arbeitenden verantwortlichen Arztes, erste Anzeichen eines Fehlers zumindest zu erkennen und rechtzeitig für dessen Beseitigung zu sorgen bzw. ein Unfallgeschehen so zu beurteilen, daß fachgerechte erste Hilfe geleistet werden kann.

Die Kenntnis einiger physikalisch-technischer Grundbegriffe ist auch hier unerläßlich.

Elektrische Unfälle

Voraussetzung für den Unfall durch elektrischen Strom ist die Eingliederung des Körpers oder Teile desselben in einen Stromkreis. Das Ausmaß der Schädigung ist dann abhängig von Art und Menge des Stromes, vom Widerstand und vom Verlauf im Körper, von der Dauer des Kontaktes, von den Umgebungsbedingungen und — last not least — von der individuellen Empfindlichkeit. Es können fast alle Teile des Körpers geschädigt werden, und es müssen nach den immer stattfindenden Verbrennungen der Körperoberfläche an erster Stelle Herz und Nervensystem genannt werden, dann die quergestreifte Muskulatur; gelegentlich werden auch noch andere lebenswichtige Organe in ihrer Funktion gestört [101].

Für die Erzeugung von Hitzeschäden, d. h. Verbrennungen, spielt die Einwirkungsdauer eine wichtige Rolle. Die dabei entstehende Joule'sche Wärme (H) läßt sich nach der schon unter A 4.2 aufgeführten und jetzt erweiterten Formel

$$H = c \times I^2 \times R \times t$$

errechnen, wobei $c = 0,24$ das elektrische Äquivalent (Überführung des elektrischen Arbeitsbetrages in eine gleichwertige Kalorienmenge) darstellt.

Die Schwere der elektrischen Unfälle hängt in erster Linie von der Stromstärke ab, die nach dem Ohmschen Gesetz

$$I = \frac{U}{R}$$

berechnet wird.

Gegenüber der Labormeßtechnik sind jedoch zusätzlich zum Widerstand des bei einem Unfall eingeschalteten Körpers bzw. Körperteiles die Übergangswiderstände an den Ein- und Austrittsstellen, also der Haut, zu berücksichtigen. Bei kleinen und mittleren Spannungen kommt ihr ein beträchtlicher dielektrischer Schutzwert zu, denn normale Haut wird erst ab etwa 200 V durchschlagen, Hornhaut an der Hand oder am Fuß sogar erst ab etwa 500 V. Nach Unterbrechung des Widerstandes des stratum corneum im Bereich der Strommarke (Hitzeschäden!) zeigt der der übrigen Körpergewebe fast immer konstante Werte.

Untersuchungen der letzten Jahre über den Widerstand des menschlichen Körpers vermitteln recht unterschiedliche Ergebnisse: Während eine offizielle Monographie der USA rd. 4000 Ω angibt [55], werden von deutscher und schwedischer Seite [142] rd. 3000 Ω (2000 Epidermis + 1000 übriger Körper) oder sogar nur rd. 1000 Ω genannt [25].

Die Kenntnis dieser Werte ist zum Verständnis der später aufgeführten, vereinfachten Tafeln von KOEPPEN sowie zur Behandlung eines elektrischen Unfalles unerläßlich.

Zuvor noch ein Beispiel: Setzt man den Widerstand eines menschlichen Körpers für Gleichstrom oder 50-periodischen Wechselstrom mit dem hohen

Allgemeines

Wert von $R=4000\,\Omega$ an, so kommt bei $U=220$ Volt schon ein Strom von

$$I= \frac{U}{R}$$

$$= \frac{220}{4000} = 0{,}055\ \text{A} = 55\ \text{mA}$$

zum Fließen, der bereits zum Herzstillstand führen kann.

Tabelle 30.

Physiologische Reaktionen der einzelnen Stromstärkebereiche n. Koeppen [93]

Gleichstrom	Wechselstrom*	Physiologische Reaktionen
Stromstärkebereich I:		0,01...1 mA: Geringe Muskelkontraktionen in den Fingern
unterhalb		Blutdrucksteigerung in Abhängigkeit von der Stromstärke
etwa 80 mA	etwa 25 mA	1...5 mA: Nervenerschütterungen in den Fingern bis zum Unterarm. Kein Einfluß auf die Herzschlagfolge und das Reizleitungssystem 5...15 mA: Loslassen des Kontaktes gerade noch möglich 15...25 mA: Selbständiges Lösen von Kontakt nicht mehr möglich
Stromstärkebereich II:		25...80 mA: Noch ertragbare Stromstärke, ohne daß Bewußtlosigkeit eintritt
zwischen 80...300 mA	25...80 mA	Blutdrucksteigerung, Herzunregelmäßigkeit, reversibler Herzstillstand, bei höherer Stromstärke über etwa 50 mA, dann auch schon Bewußtlosigkeit
Stromstärkebereich III: zwischen 300 mA und 3...5 A	80 mA	über 80 mA bis 5...8 A: Herzkammerflimmern in Abhängigkeit von der Einwirkungsdauer, in der Regel Bewußtlosigkeit, kurzfristige elektrische Schläge unter etwa 0,3 Sekunden: Kein Herzkammerflimmern
Stromstärkebereich IV: oberhalb 5...8 A		über 5...8 A: Wie Stromstärkebereich II, Blutdrucksteigerung, Herzstillstand, Arrhythmien, Lungenblähung, in der Regel Bewußtlosigkeit

* Die erhöhte Ansprechbarkeit auf niederfrequenten Wechselstrom wird folgendermaßen zu erklären versucht [110]: Wenn die Stromwechsel so schnell stattfinden, daß der Muskel zwischen den verschiedenen Kontraktionen seinen Ausgangstonus nicht wieder einnehmen kann, erhält man einen Krampf. Die Physiologen geben an, daß er bei 20 Stromfluß-Wechseln pro sek. entsprechend 10 Hz eintritt und um 50 Hz am stärksten ausgebildet sein soll.

Auf Hochspannungs-Unfälle kann im Rahmen dieser Monographie verzichtet werden.

2. Installation und ortsfeste Geräte

Obwohl jegliche Anwendung von Elektrizität im Krankenhaus den später aufzuführenden Vorschriften, Bestimmungen etc. unterliegt (beginnend mit der Abnahme des Hauses bzw. der von der Industrie hergestellten Geräte), muß nach einem mehr oder weniger langen Zeitraum mit dem Auftreten von Fehlern gerechnet werden.

Wie in vielen Berufszweigen, ist in den letzten Jahren auch im Bau- und Installationsgewerbe ein Absinken der Arbeitsqualität zu beobachten. So wurden u. a. die Schutzleiter von *Steck*dosen oft sehr nachlässig oder auch gar nicht angeschlossen. In ersterem Fall bedurfte es dann nur noch einer gehäuften mechanischen Beanspruchung oder der Bildung von Korrosionen, um eine Unterbrechung des Schutzleiters hervorzurufen. Nicht immer wurden derartige Fehler rechtzeitig entdeckt und behoben, und es kam in 3 Fällen von Masseschluß an Zusatzleuchten bzw. an einem Röntgengerät nur deshalb niemand zu Schaden, weil — diesmal zufällig berechtigt — im Operationstrakt gummibesohlte Schuhe getragen wurden [62].

Fehler, die durch unterlassenes oder sogar falsches Anschließen des Schutzleiters bei Installationsarbeiten in eben errichteten Häusern bzw. bei Neuerrichtung von ortsfesten elektrischen Anlagen in Altbauten gesetzt wurden, traten meist erst durch ein Unfallgeschehen zutage. Hierzu einige typische Beispiele:

In 2 fast gleichgelagerten Fällen — es handelte sich um Elektroresektion bei Prostatahypertrophie in Vollnarkose — bäumte sich der Patient beim Einschalten des Resektoskopes jedesmal kurz auf, um dann wieder völlig entspannt dazuliegen. Die anschließende Untersuchung ergab jedesmal einen Masseschluß des Operationstisches von rd. 100 V, gemessen gegen eine zweite Steckdose (in einem der Fälle konnte die Bucky-Blende als Fehlerquelle ermittelt werden). Durch diesen Masseschluß stand jeweils auch der Patient unter Spannung, die dann beim Einschalten des Instrumentes unter den anfangs geschilderten Erscheinungen über die inaktive Elektrode zusammenbrach [62]. Erst kürzlich ereignete sich ein Todesfall durch Verwechslung des Nulleiters und des stromführenden Phasenleiters bei einem elektrisch angetriebenen Operationstisch. Auch hier stand der Patient unter Spannung und kam beim Einschalten des bereits eingeführten Resektoskopes ad exitum [62].

Nicht unerwähnt bleiben soll auch der aus einem Neubau mitgeteilte Fall eines unter Spannung stehenden, in die Wand eingelassenen Röntgenschaukastens, in dessen Greifnähe sich ebenfalls eingelassene, direkt geerdete Teile befanden [62].

Welche Vorbeugungsmaßnahmen sind nun gegen Unfälle mit niederfrequentem Wechselstrom (bzw. Gleichstrom) im modernen Operationssaal von Bedeutung?

Installation und ortsfeste Geräte

Für *Neu- oder Umbauten* ist VDE 0107 anzuwenden. In diese Bestimmungen ist u. a. auch das Schutzleitungssystem nach VDE 0100 übernommen worden, welches wegen seiner gelegentlichen Ablehnung zumindest einer kurzen Besprechung bedarf.

Es bietet im Vergleich zu den anderen Schutzmaßnahmen gegen das Auftreten von zu hohen Berührungspannungen betriebs- und sicherheitstechnische Vorteile, da das Leitungsnetz über Transformatoren mit getrennten Wicklungen (früher als Isoliertransformatoren bezeichnet) versorgt und damit vom Hauptnetz galvanisch getrennt wird. Während z. B. bei den Schutzmaßnahmen Nullung oder Schutzerdung der erste Fehler (Schluß eines Außenleiters gegen Erde bzw. einen geerdeten Gegenstand) bereits zur Abschaltung und damit zur Betriebsunterbrechung führt, ist dies jetzt erst beim Auftreten von zwei satten Erdschlüssen der Fall. Der andere große Vorteil ist eine erhöhte Betriebssicherheit, die z. B. beim Auftreten eines Masseschlusses am Gerät ein Weiterarbeiten bis zur Beendigung der Operation erlaubt.

Bei einem bestimmungsgemäßen inneren Widerstand der Überwachungseinrichtung von mindestens 100 kΩ, sind im ungünstigsten Fall noch Einwirkungsstromstärken von

$$I = \frac{U}{R}$$
$$= \frac{220}{100\,000}$$
$$= 0{,}0022 \text{ A} = 2{,}2 \text{ mA}$$

möglich, die auch für besonders empfindliche Personen noch eine Schutzmaßnahme darstellen.

Dies wird, neben der Koeppenschen noch durch folgende Tabelle [55] erhellt:

Tabelle 31. *Physiologische Reaktionen im unteren Stromstärkebereich I* [55]

mA	Physiologische Reaktionen
0,12	prickelndes Gefühl, gerade noch beim Berühren der Elektrode mit dem kleinen Finger festzustellen
1,2	Sensationen in der Hand, hauptsächlich Finger
2,4	leichte Sensation auch im Handgelenk
4,8	Krampf im Handgelenk und Unterarm
6,0	Schock im ganzen Arm
8,0	Krampf im Oberarm
12,0	heftige Muskelkontraktionen und Krampf im gesamten Arm

Sobald der Isolationswert des sekundärseitigen Leitungsnetzes einschließlich der angeschlossenen Betriebsmittel 100 kOhm unterschreitet, spricht das im Gerät befindliche Relais an, welches wiederum die rote Meldelampe sowie das (abstellbare) akustische Signal einschaltet und somit auch gleichzeitig erkennen läßt, in welcher Raumgruppe der Fehler aufgetreten ist. Dieser bereits erfaßte *erste Fehler* kann dann zu gegebener Zeit beseitigt werden — wie bereits gesagt, evtl. erst nach Beendigung des Operationsprogrammes.

Der Normal-Isolationszustand der Anlage wird durch eine grüne Meldelampe gekennzeichnet, wobei sich die Arbeitsweise der Einrichtung durch die vorgesehene Prüftaste jederzeit kontrollieren läßt; der jeweilige Isolationswert der Anlage wird am vorgesehenen Instrument angezeigt.

Es ist zweckmäßig, für jede (Operationssaal-)Raumgruppe einen eigenen Transformator vorzusehen, damit ein evtl. auftretender Fehler nicht auf den gesamten Operationstrakt übertragen wird. An jedem der Transformatoren wird dann die Überwachungseinrichtung (auch als Erdschluß-Überwachungseinrichtung oder Isolationswächter bezeichnet) angeschlossen. Transformatoren und Überwachungseinrichtung sind außerhalb von Gefahrenbereichen an geeigneter Stelle gut sichtbar unterzubringen.

Für Altbauten, d. h. für bestehende Anlagen, braucht die o. a. VDE-Vorschrift nur soweit angewendet zu werden, als es von der zuständigen Aufsichtsbehörde oder dem Träger der gesetzlichen Unfallversicherung festgelegt wird. Dieses entbindet jedoch nicht von den folgenden Vorbeugungsmaßnahmen:

Die elektrische Installation muß mindestens halbjährlich durch das technische Hauspersonal überprüft werden. Der mechanischen Überbeanspruchung von Steckdosen durch Stecker mit oft recht schweren Gummikabeln ist dabei besonders Rechnung zu tragen. Sind Steckdosen sehr niedrig angebracht, wird auf Fehler bzw. die Gefahr des „Verschmorens" durch Eindringen von Wischwasser hingewiesen [62].

Ergänzend zu der eben genannten mechanischen Überbeanspruchung wird nochmals auf den im Bundesanzeiger veröffentlichten Erlaß über das Verbot von Doppelsteckern (Zwischensteckern) ab 1. Nov. 1959 aufmerksam gemacht — es sind stattdessen reichlich Unterputz-Mehrfachsteckdosen anzubringen. Grund für diesen Erlaß war nicht nur die Beobachtung, daß „Trauben" von aufeinandergesetzten Doppelsteckern zur Lockerung der Anschlüsse und damit zum Verschmoren bzw. Ausbrennen der Steckdosen führten, sondern daß neuartige Bauhilfsstoffe unter besonderen Bedingungen auch mehr oder weniger leitend werden können. Im Fall eines Fehlers besteht dann die Gefahr, daß der gesamte Steckdosenkörper stromführend ist.

Alle Schutzleiter des Operationstraktes müssen einmal gut leitend miteinander, zum anderen alle großflächigen berührbaren leitfähigen Teile (Heizkörper, Gas- und Wasserleitungen, Metallgestelle u. a. m.) gut untereinander und mit den Schutzleitern verbunden sein.

Es empfiehlt sich, hierfür ggf. eine gesonderte direkte Leitung zur Erde legen zu lassen, denn auch Wasserrohre können Fehler in ihrer Ableitfähigkeit haben — ganz abgesehen davon, daß gelegentlich Kunststoffstrecken als Schutz gegen elektrolytische Schäden durch vagabundierende Ströme (Gleichstrom) in diese eingebaut wurden.

Steckdosen bzw. Stecker für verschiedene Spannungen müssen den VDE-Vorschriften entsprechen.

Bei der Beschaffung von Geräten oder bei Reparaturen sollte — auch ohne Vorschriften — darauf hingearbeitet werden, die herkömmlichen oder mit dem Kabel ein Ganzes bildenden abstehenden Wandstecker durch Stecker mit *seitlichem* Kabelauslaß zu ersetzen.

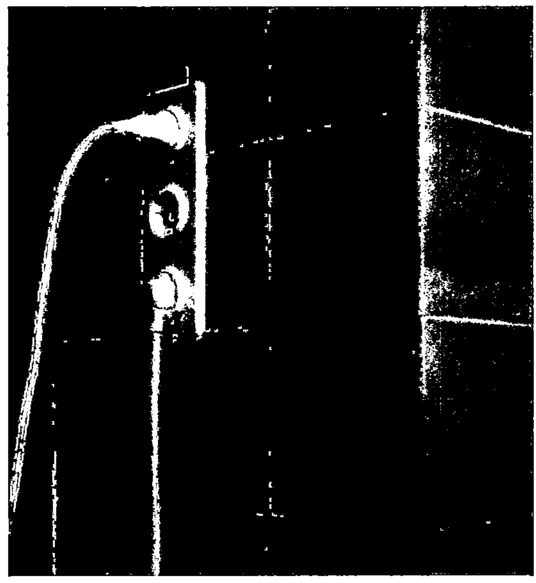

Abb. 17. Gegenüberstellung eines mit dem Kabel ein Ganzes bildenden Wandsteckers und eines Steckers mit seitlichem Auslaß

Legende:

Der Stecker mit seitlich austretendem Kabel bewirkt nicht nur eine wesentlich geringere mechanische Belastung der Steckdose, sondern vermindert auch gleichzeitig die Möglichkeit des Stolperns.

Verlängerungskabel oder die noch weit gefährlicheren „Verteilerbrettchen" müssen im Operationstrakt als fahrlässig angesehen werden, da sie nicht nur die Möglichkeit der mechanischen Unterbrechung des Schutzleiters beträchtlich heraufsetzen, sondern auch regelrecht Stürze provozieren können. „Tischverteiler" gehören nicht in den Operationstrakt.

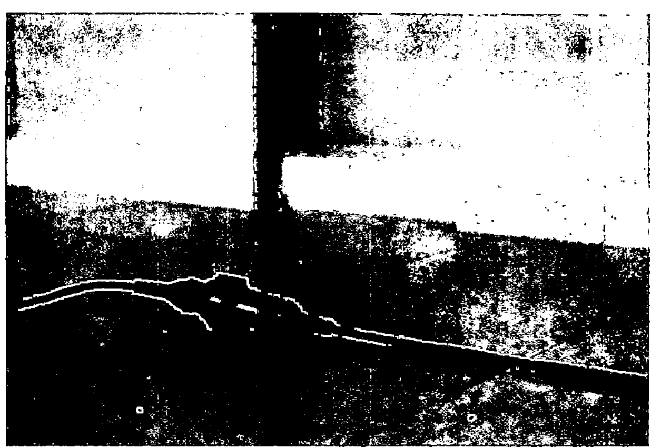

Abb. 18. Verlängerungskabel-Stecker

Elektrische Unfälle

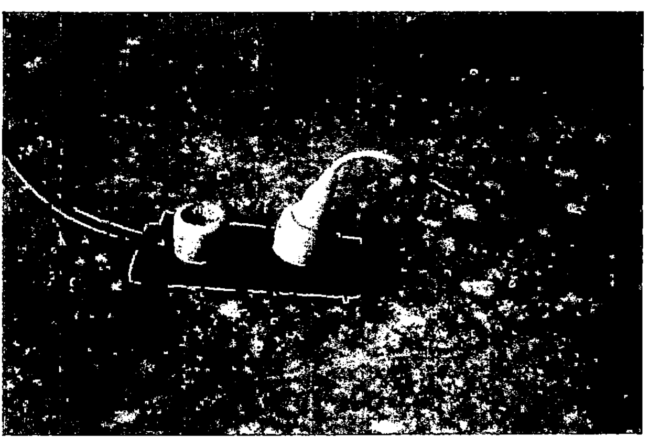

Abb. 19. Verteilerbrettchen

Legende:

Bild 18 und 19 sollen neben der Möglichkeit des Entstehens von Fehlern (schrägstehende, wackelnde Steckdose) noch einmal optisch die o. a. Gefahr des Stolperns bzw. Stürzens verdeutlichen.

Eine Ausnahme, Schukostecker ohne Schutzleiterkontakt zu benutzen, besteht lt. VDE 0100 bzw. DIN 49 406 ausschließlich bei „schutzisolierten Geräten", d. h. Geräten, deren stromführende Teile nach außen hin so isoliert sind, daß bei Defekten die berührbaren Außenteile nach menschlichem Ermessen nicht stromführend werden können.

Bei einer Erweiterung der elektrischen Installation in Altbauten z. B. durch Deckenarmaturen bzw. Versorgungs- oder Standsäulen ist nach VDE 0107 und 171 zu verfahren — s. A 6.262.

Unterflur-Stromauslässe sind nach VDE 0107 in medizinisch genutzten Räumen nicht statthaft.

3. Ortsbewegliche Hilfsgeräte und Leuchten

Die Vielzahl von Unfallmöglichkeiten durch diese Gerätegruppe, zu welcher neben elektromedizinischen Geräten (die noch gesondert behandelt werden), Transformatoren für z. B. Endoskopiegeräte, Klein-Motore von z. B. Röntgengeräten, Röntgenschaukästen, Hilfsleuchten, Heiz-(Koch-)platten u. a. m. gehören, dürfte allgemein bekannt sein. Bedauerlicherweise waren nur von einigen Fällen Hergang bzw. Folgen zu erfahren.

Unfälle durch weitere Hilfsgeräte wie (Sekret-)Saugpumpen, Bohrer, Sägen, Dermatome u. a. m. konnten nicht in Erfahrung gebracht werden.

Hauptursache ist der Gehäuseschluß, der nicht selten durch Bruch, d. h. Unterbrechung des an der Eintrittsstelle nicht ausreichend geschützten Zuleitungskabels oder durch (teilweises) Abreißen desselben infolge ungenügender Zugentlastung entsteht. Für diese Fehler ist weniger gelegentliches Stolpern über das Kabel verantwortlich zu machen als die häufige Unsitte, ein Gerät durch Zug am Kabel — besonders wenn dieses zu kurz ist — näher an die Steckdose heranzuholen [62]! Wohl ebenso häufig liegt die Ursache für Gehäuseschluß aber auch im Innern des Gerätes. Unfälle durch das direkte Berühren von elektrischen Leitern sind dagegen äußerst selten.

Der Hergang eines besonders tragischen Unfalles durch Gehäuseschluß [98] sei hier kurz vorweggenommen: Nach dem Anschließen eines Elektrochirurgie-Gerätes an das Stromnetz wurden beim Berühren des Gehäuses vom Personal zwar Sensationen festgestellt aber negiert. Das Gerät hatte Masseschluß, und der Schutzleiter des Verlängerungskabels war — wie später festgestellt wurde — gebrochen. Als nun das Kabel der inaktiven Elektrode vom zusätzlich geerdeten Patienten mit dem Elektrochirurgie-Gerät verbunden wurde, traten starke Verkrampfungen der Rückenmuskulatur und des Zwerchfelles auf, denen wahrscheinlich kurzfristig der Herzstillstand folgte. Das sofortige Herausziehen des Wandsteckers bewirkte zwar unmittelbare Entspannung des Patienten, der aber trotz anfangs erfolgreicher Wiederbelebung (künstliche Beatmung, Herzmassage etc.) nach einigen Stunden ad exitum kam. Dieses Unfallgeschehen zeigt übrigens, daß das direkte Erden eines Patienten als Maßnahme gegen elektrostatische Aufladung auf elektrische (und auch elektrochirurgische — s. D 4.) Unfälle provozierend wirken kann.

Nicht unerwähnt bleiben soll auch ein tödlicher Unfall, der sich mit einem importierten elektrischen Gerät, welches ebenfalls Gehäuseschluß hatte, dadurch ereignete, daß man es über ein sogenanntes Zwischenstück ohne Schutzleiter-Brücke an eine Schuko-Steckdose anschloß.

Da der elektrische Unfall bereits von berufener Seite mehrfach eingehend behandelt wurde, sollen hier lediglich noch einige, für den Operationstrakt typische Unfallhergänge aufgezählt werden: Eine Schwester arbeitete mit der einen Hand am defekten Instrumentenkocher und drehte gleichzeitig mit der anderen Hand den noch tropfenden Wasserhahn ab — über Wochen sich hinziehende Herzbeschwerden [62]. Beim Anschalten bzw. Prüfen eines Gerätes kam eine Schwester mit dem stromführenden Außenteil des Transformators in Berührung — neben Brandwunden war eine Basedow'sche Erkrankung nachweisliche Unfallfolge [7]. Ein Arzt kam an die defekte Zuleitung eines Kleinmotors, während die andere Hand das genullte oder geerdete Gerät berührte — Sekundenherztod [7]. (Aus der Lit. entnommen — technisch nicht glaubhaft.)

Weiterhin sei an die zahlreichen mehr oder weniger folgenschweren Berührungsschläge von Hilfsleuchten und anderem Gerät erinnert [62], wobei außer Zweifel stehen dürfte, daß sich derartige Unfälle häufiger ereignen als man allgemein annimmt bzw. in Erfahrung bringen kann.

Um bei einem eingetretenen Unfall nicht dem Vorwurf ausgesetzt zu werden, daß ein nicht hinreichend unfallsicheres Gerät angeschafft und benutzt wurde, sollte man sich mit dem Erwerb auch eine schriftliche Erklärung geben lassen, daß das Gerät den in Deutschland geltenden Forderungen zur Verhütung von Unfällen genügt.

Unerläßlich ist weiterhin die regelmäßige Überprüfung aller elektrisch betriebenen Hilfsgeräte entsprechend ihrer Beanspruchung bzw. Fehlermöglichkeiten durch das technische Hauspersonal oder die betreffenden Wartungsdienste.

Bei geringsten Anzeichen von Fehlern ist die Weiterbenutzung eines Gerätes — auch während einer Operation — zu unterlassen und wenn möglich, ein anderes einzusetzen bzw. das technische Hauspersonal zur Behebung des Schadens heranzuziehen — s. D 4.

4. Elektromedizinische Geräte

Bei der ständig zunehmenden Zahl von Gerätearten ist es nicht möglich, im Rahmen dieser Schrift eine schematische Erfassung aller Unfallmöglichkeiten aufzustellen. Es wird jedoch generell noch einmal darauf hingewiesen, daß selbst Fehler am Gerät bei einer Spannung ab 24 Volt schon den Tod herbeiführen können. (Neue Bestimmung für *diese* Geräte jetzt *24* Volt.)

Bestimmungen über die Herstellung, Prüfung und Anwendung (Gebrauchsanleitung) von elektromedizinischen Geräten sind bzw. werden noch in VDE 0750 „Vorschriften für elektromedizinische Geräte", Teil 1 „Allgemeine Vorschriften" sowie Teil 2—14 „Sondervorschriften für verschiedene Gerätegruppen" festgelegt.

Im folgenden Text sollen die Geräte von

Teil 2 (Geräte, mit denen elektrischer Strom durch den lebenden Körper geleitet wird), d. h. z. B. Hochfrequenz-Chirurgie-Geräte,

Teil 3 (Geräte, mit denen hochfrequente Verschiebungsströme oder Wirbelströme im lebenden Körper erzeugt werden), d. h. z. B. Kurzwellen-Geräte, und

Teil 7 bzw. 8 (Meßgeräte, die ganz oder teilweise mit dem Körper in Berührung kommen), d. h. auch Ergometer bzw. (Geräte zur Messung und Aufzeichnung von Körperaktionsspannungen), d. h. z. B. Elektrokardiographen,

mit denen sich Unfälle ereigneten, besprochen werden.

Über Unfallgeschehen der übrigen Gerätegruppen war nichts in Erfahrung zu bringen.

Hochfrequenz-Chirurgie-Geräte

Ein ausführlicheres Eingehen auf die Unfallprobleme bei Anwendung der Elektrochirurgie scheint insofern gerechtfertigt, als auch durch anaesthesietechnische Maßnahmen Unfälle provoziert werden können und der Anaesthesist sich bei der (Um-)Lagerung des Patienten, wozu auch das einwandfreie Anliegen der inaktiven Elektrode zählt, meistens mit einschaltet.

Es sei gleich der weitverbreiteten Meinung entgegengetreten, daß beim Arbeiten mit Hochfrequenzstrom der Körper elektrostatisch aufgeladen würde. Es trifft vielmehr zu, daß dieser nach Abschalten des Gerätes absolut frei von jeglicher elektrischen Ladung ist, weil der Patient über die inaktive Elektrode stets niederfrequent geerdet, d. h. mit dem Schutzleitungssystem des Netzes verbunden ist.

Anwendung und Nutzen der Elektrochirurgie wurden bereits vor drei Jahrzehnten durch VON SEEMEN grundlegend beschrieben; es sind bei sachgemäßer Anwendung im allgemeinen keine Zwischenfälle zu erwarten [*139*]. Trotzdem wird eine fast unveränderte Häufigkeit von mehr oder weniger schweren Unglücksfällen beobachtet; im Verlauf nur eines Jahres konnten allein im süddeutschen Raum 11 Verbrennungsfälle in Erfahrung gebracht werden [*62*].

Das Prinzip der Elektrochirurgie besteht darin, daß man zur Elektrotomie und zur Elektrokoagulation die an *kleinflächigen Elektroden* entstehende hohe Stromdichte des Hochfrequenzstromes ausnutzt (Frequenzen über 500 kHz sind notwendig, um eine faradische Reizung der in der Strombahn gelegenen Nerven zu vermeiden). Daraus ergibt sich, daß bei dem Weg des Stromes, HF-Generator — aktive Elektrode — Körpergewebe — inaktive (sogenannte „neutrale") Elektrode — HF-Gerät, zur Vermeidung eines zweiten Einwirkungsbereiches ein möglichst niederohmiger und großflächiger Kontakt mit geringer spezifischer Stromdichte (Stromstärke pro Flächeneinheit) an der inaktiven Elektrode gewährleistet sein muß. Die meisten Verbrennungen innerhalb der Elektrochirurgie beruhen auf einem Verstoß gegen diese Grundregel.

Der oben aufgeführte „Verstoß gegen die Grundregel", d. h. nicht ausreichende Ableitfähigkeit der inaktiven Elektrode ist im allgemeinen die Folge von

zu kleinflächiger inaktiver Elektrode,
schlechtem Anliegen der sonst ausreichenden inaktiven Elektrode,
sehr starker Behaarung der Anliegefläche,
Abrutschen der Elektrode beim Umlagern des Patienten,
Oxydation oder Korrosion von Elektrode bzw. Lamellen oder Drahtgeflecht.

Liegt einer dieser Fehler vor, so muß die Leistung des HF-Gerätes soweit hochgeregelt werden, bis eine genügende Schneide- bzw. Koagulationsleistung erreicht ist. Mit dieser Maßnahme erhöht sich jedoch die spezifische Stromdichte an der inaktiven Elektrode, was zu leicht- bis mittelgradigen Verbrennungen mit ausgesprochener Tiefenwirkung führen kann.

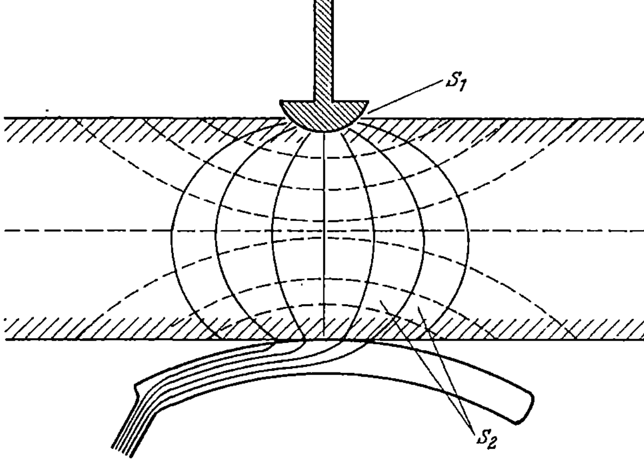

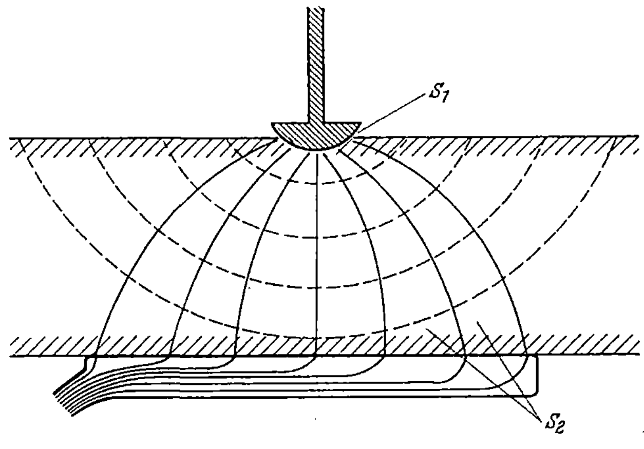

Abb. 20.
Schematische Darstellung der spezifischen Stromdichte (S) bei HF-Chirurgie unter normalen Bedingungen $(I = \simeq 0.5\ A)$.
a) Elektrotomie: $S_1 \gg S_2$;
b) Elektrokoagulation: $S_1 > S_2$, jedoch nicht in dem Maße wie bei a)

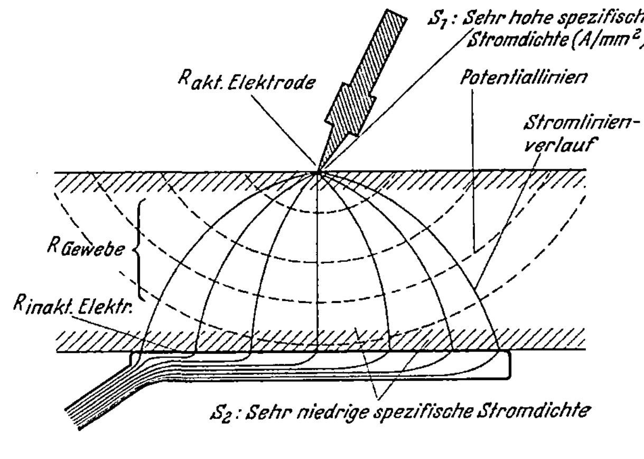

Abb. 21.
Schematische Darstellung der spezifischen Stromdichte (S) bei HF-Chirurgie mit nicht ausreichender Ableitfähigkeit der inaktiven Elektrode, z. B. bei Elektrokoagulation: $S_1 \simeq S_2$, d. h. es ist Verbrennungsgefahr bei S_2 gegeben

Legende:

Um die erforderliche Schneide- oder Koagulations-Stromstärke wieder zu erreichen, muß die Ausgangsspannung des Gerätes erhöht werden, weil nach dem Ohmschen Gesetz

$$I = \frac{U}{R_{\text{ges}}} \; (= R_{\text{gewebe}} + R_{\text{inakt. elektr.}} + R_{\text{akt. elektr.}})$$

der Teilwiderstand $R_{\text{inakt. elektr.}}$ (= Übergangswiderstand vom Patienten zur inakt. Elektrode)

und damit auch der Gesamtwiderstand (R_{ges}) vergrößert wurde.

Bedauerlicherweise können sich bei der Anwendung von Hochfrequenzströmen infolge kapazitiver Streuwirkungen sowie Induktionen auf benachbarte Leiter weitere unübersichtliche Stromwege ergeben, die sich oft sehr unangenehm auswirken [*52*, *90*]. Dieses Problem wird später noch kurz behandelt.

Zu den Elektro-chirurgischen Verbrennungen können sich gelegentlich in dem betreffenden Bereich auch noch sehr unangenehme Sekundärfolgen einstellen wie Phlegmone/Lymphangitis oder Thrombophlebitis [*146*]. Wird die inaktive Elektrode am Arm (!) angebracht, so ist weiterhin noch die Gefahr schwerer Nachwirkungen in Form eines neuritischen Syndroms oder/und langdauernder Herzschäden gegeben [*127*]. Nach KOEPPEN muß in allen Fällen, bei denen das Herz im Stromkreis gelegen war, eine Schädigung (mit entsprechender Bewertung) als Unfallfolge angenommen werden. Zum Schluß sei noch darauf hingewiesen, daß bei Verbrennungen III.° (meist durch nur an- oder aufgelegte und nicht angewickelte inaktive Elektroden verursacht) allgemein mit Nekrosenbildung bis zu den Oberschenkel- oder Beckenknochen gerechnet werden muß [*62*].

Bei Bruch eines Kabels der vorgeschriebenen zweiadrigen Verbindungsleitung zwischen Gerät und inaktiver Elektrode wird das Arbeiten mit dem HF-Gerät durch die Sicherheitsschaltung nach VDE 0750, Teil 2 unterbrochen — nicht jedoch, wenn eine Unterbrechung zwischen Kabel-Ansatzstück und Elektrode besteht. Auch dieses Unfallgeschehen, bei welchem die hohe Stromdichte des relativ kleinen Ansatzstückes ebenfalls schwerste Verbrennungen hervorrief (wenn dieses mit dem Patienten in Berührung kam), war nicht einmalig [*62*].

Steht der Patient noch mit einem *weiteren ableitenden Teil* wie Stütze oder Bügel des Operationstisches bzw. Metall-Maskenkonus oder sonstigem metallischem Zubehör des Atemsystems in Berührung, so bildet sich ein *Nebenschluß-Stromkreis* aus, in dem die spezifische Stromdichte an der Berührungsstelle Werte annehmen kann, die dort zu Verbrennungen führen — und zwar auch dann, wenn die inaktive Elektrode ordnungsgemäß angelegt ist. Die hierdurch verursachten Verbrennungen sind im Vergleich zu den eben genannten verhältnismäßig geringfügig. Da sie jedoch meistens im

Elektrische Unfälle

oberen Körperbereich (Gesicht!) auftreten, können sie allein schon wegen der kosmetischen Folgen ein unangenehmes Nachspiel haben [62].

Es ist deshalb notwendig, die inaktive Elektrode möglichst nahe beim Operationsfeld anzubringen und dafür zu sorgen, daß keine Körperteile des Patienten an metallischen Teilen des Operationstisches anliegen.

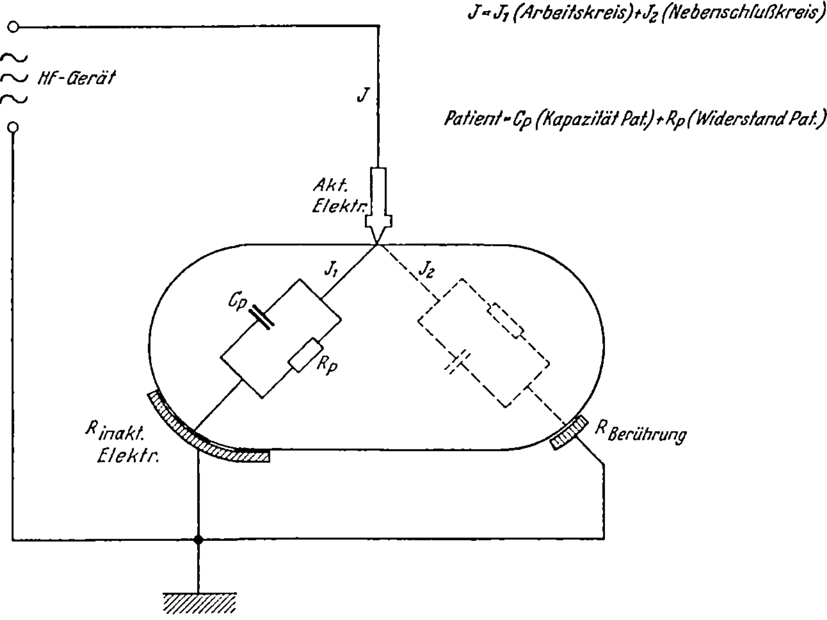

Abb. 22. Schema eines Nebenfluß-Stromkreises

Legende:

Wird der Teilstrom J_2 im Nebenschlußkreis gleich oder größer als J_1, dann ist mit dem Auftreten von Verbrennungen zu rechnen. Dies tritt vor allem bei kleiner zusätzlicher Berührungsfläche auf.

Gelegentlich kommt es zu Verbrennungen, wenn die zwischen Patient und Operationstisch gelegenen Abdecktücher, Polster und dergl. mit Blut, Schweiß oder physiologischer Kochsalzlösung getränkt sind [62] und diese mit geerdeten Metallteilen in Berührung kommen. Man beobachtet sie weiterhin bei stark schwitzenden, seitlich gelagerten Patienten im Bereich des auf dem Brustkorb aufliegenden Armes oder der aufeinanderliegenden Beine [62], sowie bei Hautfalten größeren Ausmaßes. Auch diese Vorgänge sind durch ungewollte Nebenschlüsse bedingt, bei denen die spezifische Stromstärke in Bereichen hoher Leitfähigkeit so stark ansteigen kann, daß Verbrennungen auftreten. Sie lassen sich vermeiden durch Zwischenlage trockener Binden, Zellstoff u. dergl. sowie durch Verhinderung der angegebenen Berührungsmöglichkeiten zu geerdeten Metallteilen.

Auch folgender Fall ist auf einen wahrscheinlich ähnlichen Nebenschluß zurückzuführen [*11*]: Eine Schädel-Operation wird in örtlicher Betäubung mit Dolantin-Stickoxydul-Analgesie durchgeführt. Bei Anwendung der Elektrochirurgie gerät ein aus leitfähigem Gummi hergestellter Atemschlauch in Brand, der wahrscheinlich an dem relativ gut geerdeten Operationstisch — die anschließende Untersuchung ergab 3 Meg Ω zur Erde — angelegen hat.

Die folgenden Maßnahmen — und das bedarf auch der Mitarbeit des Anaesthesisten — sollten es möglich machen, Unglücksfälle bei Anwendung der Elektrochirurgie zu verhüten:

Verwendung von *ausreichend großflächigen* negativen Elektroden (besonders bei Kindern)
Anwickeln der Elektrode — bei starker Behaarung rasieren oder zumindest anfeuchten der betr. Hautpartie mit physiologischer Kochsalzlösung
Kontrolle des Sitzes der Elektrode nach Umlagern des Patienten
Vermeiden von feuchten Unterlagen bzw. Tüchern
Keine Berührung des Patienten mit weiteren (ableitenden) metallischen Teilen
Rechtzeitige *Vorbeugung gegen Schwitzen* (Schockprophylaxe!)
Kurze, ohne Schleifenbildung zum HF-Gerät führende Kabel
Bei ungewöhnlichem „Hochregeln" des HF-Gerätes über die allgemein übliche Einstellung hinaus, ist die Operation zu unterbrechen und nach einem Fehler in der Ableitung zu suchen.

Über die Gefahren der Elektrochirurgie bei gleichzeitigem Arbeiten mit entzündbaren Narkotikum-Gemischen wurde bereits unter A 6.263 berichtet.

Kurzwellen-Geräte

Im Operationstrakt werden diese Geräte ausschließlich zur Unterstützung der Wiedererwärmung von Hypothermie-Patienten angewendet. Auch hierbei können Verbrennungen auftreten [*183*]; es ließen sich 6 derartige Fälle — vorwiegend Verbrennungen II.° — in Erfahrung bringen. Sie lassen sich jetzt durch technische Verbesserungen vermeiden:

Die bisher angewandten Kondensatorfeld-Elektroden erbrachten auf Grund ihrer vorwiegenden Oberflächenwirkung keine ausreichende Erwärmung. Es wurde deshalb oft mit zu hohen Energien gearbeitet, deren Intensität auf Haut- und Unterhautfettgewebe dann zu groß war und o. a. Verbrennungen nach sich zog.

Mit Spulenfeld-Elektroden läßt sich infolge ihrer vorwiegenden Tiefenwirkung auf die (relativ gut leitenden) Muskelschichten eine wesentlich bessere allgemeine Erwärmung — ohne diese oberflächennahe Belastung — durchführen.

Verbrennungen durch zu starke *Ultraviolett-Bestrahlung* liegen zwar am Rande des Themas, scheinen aber wegen einer kaum bekannten Behandlungsmöglichkeit der Erwähnung wert.

Sie sollen teilweise rückgängig gemacht bzw. verhindert werden können, indem man während oder kurz nach der UV- eine Infrarot-Bestrahlung durchführt [*33*].

Ergometer, Elektrokardiographen

Selbst bei diesen Geräten, wo man am wenigsten mit einem Unfallgeschehen rechnet, ereignete sich unlängst durch einen schadhaften Ergometer ein Todesfall [62].

Liegt ein Fehler des Schutzleiters vor und gleichzeitig Masseschluß, so kann — beim EKG über den gemeinsamen Nullpunkt — Spannung am Patienten liegen, der durch zusätzlichen Kontakt mit einem geerdeten Teil die der Stromstärke entsprechenden Reaktionen zeigt (s. Tab. 30 und 31). Ist bei kombinierter Anwendung solcher Geräte an einem von ihnen die o. a. Situation gegeben, so kann das andere Gerät die Funktion des „Kontaktes mit einem geerdeten Teil" übernehmen.

Wie bei allen elektrisch betriebenen Geräten stellt auch hier regelmäßige Wartung (insbes. Zuleitungs-Stecker und -Kabel) die wichtigste Vorbeugungsmaßnahme dar. Höchstmögliche Sicherheit ist jedoch erst mit dem unter D 2. aufgeführten „Schutzleitungssystem" n. VDE 0107 bzw. 0100 gegeben.

Zum Problem der Erdung von Personen, Geräten und Mobiliar

In Altbauten ist die direkte Erdung von Patient und Personal auf Grund immer wieder möglicher menschlicher und technischer Fehler dagegen eine ausgesprochene Provokation zum elektrischen Unfall. Hier kann als Behelfsmaßnahme lediglich die Erdung nach dem Prinzip der Horton'schen Interkupplung geduldet werden.

In Neu- oder Umbauten, welche gemäß VDE 0107 (Schutzleitungssystem nach VDE 0100 mit Überwachungseinrichtung) installiert sind, stellt die direkte Erdung von Patient und Personal gegen elektrostatische Aufladung zwar keine Gefahrenquelle dar; trotzdem wird die Beachtung der unter A 6.27 gegen elektrostatische Aufladungen angegebenen Maßnahmen empfohlen.

Bei der Frage der Erdung oder Nichterdung des Patientenkreises eines elektromedizinischen Gerätes darf man jedoch nicht nur an die Entstehung und Ableitung statischer Elektrizität denken, es sind auch die Gefahren für Patienten und Bedienungspersonal durch ungewollte Stromübergänge zu berücksichtigen. In den VDE-Bestimmungen 0750 mit ihren Teilen für die verschiedenen Arten elektromedizinischer Geräte sind daher, in der Regel jeweils in § 8, verschiedene Bestimmungen für die Erdung oder Nichterdung des Patientenkreises enthalten. Für Kurzwellentherapie-Geräte, Ultraschalltherapie-Geräte und Hochfrequenzchirurgie-Geräte ist ebenso wie für Geräte zum Messen und Registrieren von Körperaktionsspannungen (Elektrokardiographen und dgl.) aus verschiedenen Gründen eine Erdung des Patientenkreises vorgeschrieben. Auf diese kann hier nicht eingegangen werden, da es sich um einen besonders schwierigen und komplizierten Fragenkomplex von Sicherheitsbestimmungen auf dem elektromedizinischen Gebiet handelt.

Arzt und elektrischer Unfall

Bei Ärzten, welche mit den immer komplizierter werdenden elektrisch betriebenen Geräten arbeiten, müssen Grundkenntnisse vorausgesetzt werden, die über das durchschnittliche Maß hinausgehen. Diese Kenntnisse wiederum sollten allgemeine Vorbeugungsmaßnahmen und Behandlung von elektrischen Unfällen einschließen. Die bewährten Sofortmaßnahmen bei schweren Unfällen werden hier — kurz gefaßt — in Erinnerung gebracht:

1. Kontrolle, ob der Verunfallte noch mit spannungsführenden Teilen in Berührung steht bzw. Abdrehen des nächstgelegenen Hauptschalters. Keinesfalls darf versucht werden, mit Gummihandschuhen und dergl. eine noch an Spannung liegende Person loszureißen.
2. Sofortige künstliche Beatmung mit den herkömmlichen Methoden nach SILVESTER, SILVESTER-BROSCH etc.; besser noch — falls vorhanden — mit zusätzlich Sauerstoff oder einem Beatmungsgerät.
3. Da bei einem derartigen akuten Kreislaufstillstand anfangs immer Unklarheit besteht, ob Asystolie oder Kammerflimmern bzw. -flattern vorliegt, erscheint die von KOEPPEN vorgeschlagene intracardiale Injektion einer Mischspritze mit der Kombination Nor-Adrenalin (5—10 mg) oder Coffein (0,2 mg) + Novocainamid 200 mg) als das Mittel der Wahl [93]. Das Novocain soll dabei die Schwelle des bei Adrenalin-Injektion in das anoxämische Herz immer möglichen (und kaum reversiblen) Kammerflimmerns heraufsetzen. Günstigste und ungefährlichste Einstichstelle ist der linke 4. ICR nahe dem Sternalrand [97].
4. Während der unter 2. und 3. aufgeführten Maßnahmen ist in jedem Fall eine Thorakotomie vorzubereiten.
5. Stehen zur Therapie am offenen Thorax Defibrillator und Pacemaker nicht zur Verfügung, so wird an die Möglichkeit der chemischen Behebung des Kammerflimmerns mit 3—5 ml 7,5%iger Kaliumchloridlösung erinnert.

Ärztliches Hilfspersonal und elektrischer Unfall

Neu eingestelltes Personal sollte unverzüglich, das übrige Hilfspersonal in mindestens jährlich zwei Unterrichtsstunden mit einem Minimum der elektrotechnischen Unfallverhütung vertraut gemacht werden.

Hierbei ist von der Grundregel auszugehen, daß schon bei geringsten „Sensationen" während des Berührens eines elektrisch betriebenen Gerätes oder einer Leuchte bzw. bei „Wackelkontakten" sofort abgeschaltet werden muß — selbst wenn dadurch der Beginn oder der Verlauf einer Operation gestört werden sollte. Der Situation entsprechend ist sofort dem nächsten verantwortlichen Arzt darüber Mitteilung zu machen und das technische Hauspersonal einzuschalten.

E. Militär- und Katastrophen-Sanitätsdienst

1. Allgemeines

Der wohl älteste Bericht über einen Äther-Brand im Kriegssanitätsdienst dürfte aus einem Lazarett nach der Schlacht von Gettysburg (1863) stammen [159]. Auch in unserem Zeitalter, welches gerne als das der Technik und Perfektion bezeichnet wird — letzteres Wort scheint besonders für die zerstörenden Kriegsmittel berechtigt angewandt — ist es aus diesem Grunde ratsam, sich im Militär- und Katastrophen-Sanitätsdienst auch weiterhin auf eines der einfachsten, sichersten und technisch unabhängigsten Narkotika zu verlassen, den Äther [10].

Bei der Besprechung der auf diesem Gebiet anzuwendenden herkömmlichen und neuen Betäubungsmittel bzw. -Verfahren (Cloroform, Barbiturate,

Spinal- und Leitungs-Anaesthesie bzw. C.O.N.-Gerät — s. A 4.5 und eine Reihe von Fluorverbindungen), welche ebenfalls keine Zündgefahr bieten, wurde die unveränderte Bedeutung des Äthers erst kürzlich wieder von den Fachleuten anderer Länder unterstrichen [73, 154]. Mit den neuesten, besonders den Luft-Narkosegeräten, stellen Einleitung und Dosierung bzw. Aufrechterhaltung einer Narkose (sowie notfalls Wechseldruckbeatmung) nicht mehr die Probleme wie früher dar — ganz abgesehen davon, daß diese Narkoseart neben der Tropf-Methode auch die einzig statthafte für ärztliches Hilfspersonal wäre.

2. Ortsveränderliche Behelfs-Operationsräume

Unter diesen Begriff fallen Zelte, sogenannte Klinomobile und Lazarett-Eisenbahnzüge. Die Ausmaße dieser Räumlichkeiten sind bedingt knapp gehalten. Beim Arbeiten z. B. mit Äther muß mit der Ausbildung der unter A 5.3 dargestellten Gefahrenbereiche gerechnet werden. Während im aneinandergereihten Einheitszelt mit rd. 5 m Breite und rd. 5 bzw. 7,5 u. m. Metern Länge ein sich ausbildender Gefahrenbereich u. U. nur einen Teil des gegebenen Raumes ausmacht, muß beim wesentlich kleineren Gefechtszelt, bei Klinomobil und Lazarettzug u. U. der gesamte Raum als Gefahrenbereich angesehen werden.

Als Vorbeugungsmaßnahmen gegen Brände und Explosionen sind die unter A 6.2 aufgeführten in Frage kommenden zündfähigen Energiequellen, insbesondere Rauchen, zu verbieten.

Kommen elektrisch betriebene Geräte zur Anwendung, so gelten sinngemäß die unter A 6.26 aufgeführten Vorbeugungsmaßnahmen; auf die eingehend besprochene Anwendung der Elektrochirurgie wird besonders hingewiesen.

Gegen elektrostatische Entladungsfunken sind ebenfalls — wenn auch begrenzt notwendig — Vorkehrungen zu treffen:

Im Operationszelt, d. h. auf Naturboden, stellt der allgemeine Potentialausgleich kein Problem dar, sofern in lederbesohlten Schuhen gearbeitet wird. Trotzdem sollte vom Operationspersonal nicht übermäßig Wolle (insbesondere Pullover) getragen werden; ist dies nicht zu umgehen, dann muß zumindest die Schutz- bzw. Überkleidung aus Baumwolle sein.

Die ausreichende Erdung der großen mit Gasflaschen ausgestatteten Narkosegeräte muß über ein Kabel erfolgen. Auflagen der Operationstische und Tragen sollen mit bzw. aus leitfähigem Gummituch hergestellt sein, jegliches Abdeckmaterial einschließlich Decken aus Leinen oder Baumwolle.

Für Klinomobile und Operationsräume in Lazarett-Zügen wird Fußbodenbelag aus leitfähigem Linoleum oder PVC, zumindest aber aus antistatisch-leitfähigem Material dringend empfohlen.

Der Erwähnung bedürfen noch die Verhältnisse bei Anaesthesien in großen Höhen, wo Spinal- und Leitungs-Anaesthesie kontraindiziert ist, Barbiturate nur in Verbindung mit Sauerstoff und Muskelrelaxantien sehr reserviert verabfolgt werden sollen — die (Intubations-)Narkose mit Äther dagegen empfohlen wird. In diesen Bereichen (um 3000 m und mehr) muß jedoch mit einem gehäuften Auftreten von statischer Elektrizität infolge relativer Trockenheit der Luft gerechnet werden [*126*]. Letzteres gilt übrigens ebenso für Winter- und arktisches Klima.

Wie *lüftungstechnische* Maßnahmen im Operationstrakt — s. A 7, so können einfache *Lüftungsmaßnahmen* in Behelfsräumen ebenfalls eine unterstützende Vorbeugung gegen Brände und Explosionen darstellen.

Im Einheitszelt oder in einem Zelt-Komplex, bei welchem nur der Eingang bzw. der Eingangsvorbau Luftzutritt in größerem Maße gestattet, muß mit Strömungsverhältnissen gerechnet werden, welche Staub- und etwaige Ätherschwaden in den Operationsbereich hineinwirbeln — aber nicht ableiten.

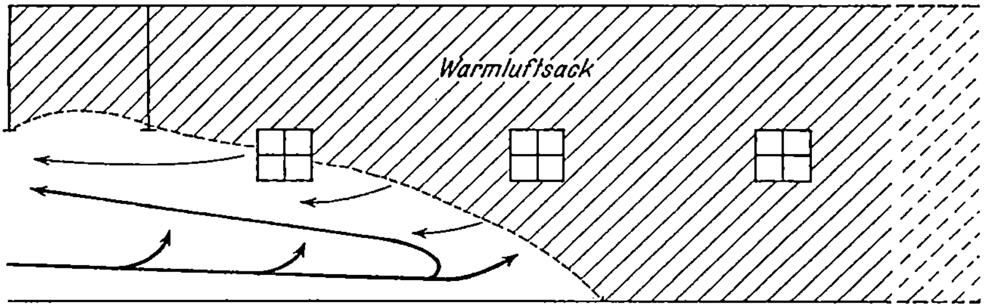

Abb. 23. Lüftungsverhältnisse bei nur einem Lufteinlaß (Temperaturlüftung)

Legende:

Die im Zelt stehende warme Luft ist spezifisch leichter als die einströmende kühle bzw. kalte Luft, womit der entstehende Auftrieb erklärt ist.

Es ist deshalb ratsam, bei Äther-Narkose im offenen System (Gerät oder Schimmelbuschmaske) sowie bei Anwendung zündfähiger Narkotikum-Gemische im halboffenen bzw. halbgeschlossenen System seitliche oder dem Zelteingang gegenüberliegende Öffnungen und damit einen Spüleffekt zu schaffen. Diese Öffnungen sind jedoch so zu bemessen, daß keine Zugluft entsteht. Die ideale Lösung hierfür bildet der verstellbare Dacheinlaß- bzw. Aufsatz oder aber auch die Fenster. Daß der Zelteingang immer an der der Windrichtung abgewendeten Seite liegen soll, darf als selbstverständlich vorausgesetzt werden.

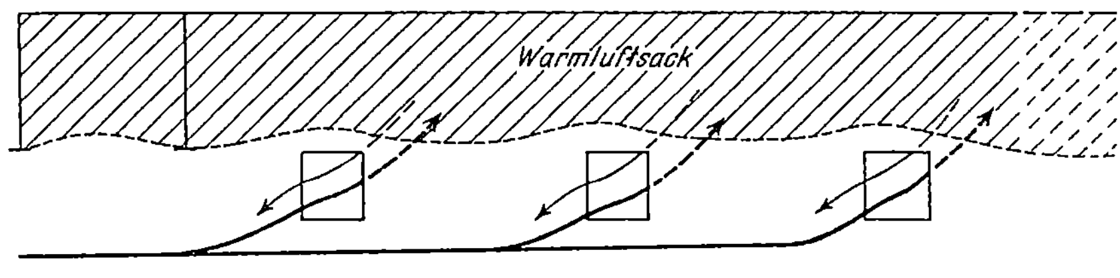

Abb. 24. Lüftungsverhältnisse bei gleichzeitigem Luftauslaß (Durchzugslüftung)

8*

Legende:

In der Regel zieht die vom Zelteingang her einfallende kühle bzw. kalte Luft die warme Luft mit sich, so daß nur noch ein unter dem Dach stehender Warmluftsack verbleibt; gelegentlich ist, u. a. bei Winddrehung, dieser Vorgang jedoch auch in umgekehrter Richtung möglich.

Für *Klinomobile* und *Lazarett-Züge* haben solche Betrachtungen nur untergeordnete Bedeutung, da diese allgemein mit Decken-Lufteinlässen ausgestattet sind.

3. Ortsfeste Behelfsräume

Unter diesen Begriff fallen u. a. größere Schul- und Versammlungsräume, Turnhallen, Säle und nicht zuletzt Kellerräume.

In *Räumen*, welche *zu ebener Erde* liegen, ist hinsichtlich der Vorbeugungsmaßnahmen gegen Brände und Explosionen wie unter A 6.2 aufgeführt, d. h. wie bei Operationsräumen mit nichtleitfähigem Fußbodenbelag und ohne lüftungstechnische Maßnahmen zu verfahren. Besondere Aufmerksamkeit sollte der Ausdehnung eines sich bildenden Gefahrenbereiches und den Maßnahmen gegen elektrostatische Aufladung gelten.

In *Kellerräumen* sollten die unter A 6. geschilderten Vorbeugungsmaßnahmen gewissenhaft beachtet werden, da bei einer Explosion nur geringe Ausweichmöglichkeiten für die Druckwelle gegeben sind.

Liegt der allgemein übliche Zementfußboden vor, so läßt sich das Problem der elektrostatischen Aufladung mit den herkömmlichen Vorbeugungsmaßnahmen nach A 6.2 lösen. Es sollte weiterhin ganz besonders auf die, im gleichen Abschnitt besprochene Vermeidung von Schlag- und Reibungsfunken durch Eisennägel der Stiefel und sonstige Geräte geachtet werden.

Auf Lüftungsmaßnahmen muß wegen der im Vergleich zu den darüberliegenden Räumen recht unterschiedlichen Bedingungen ebenfalls wieder kurz eingegangen werden.

In der warmen Jahreszeit sind Kellerräume allgemein der kühlste Teil eines Hauses; in der kalten Jahreszeit, wenn nicht geheizt ist, dagegen meistens der wärmste. Auf Grund der Fenstergröße und -lage bzw. der sogenannten Kaminwirkung ergeben sich etwa die nachfolgend dargestellten Verhältnisse (Abb. 25).

Legende:

Bei den fast immer relativ hoch liegenden Fensteröffnungen findet der Luftaustausch vorwiegend unter der Decke statt, während sich über dem Fußboden ein träger Kaltluftsack hält. Auch hier ist, u. a. bei starker Gebäudeerwärmung, eine Durchströmung in umgekehrter Richtung möglich.

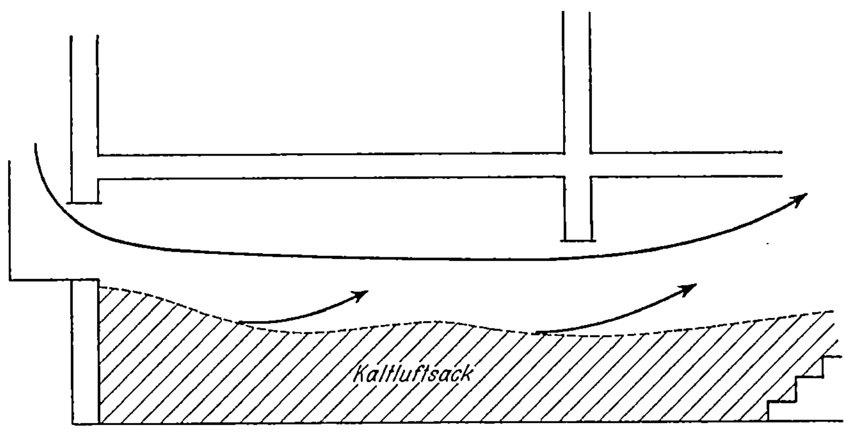

Abb. 25. Lüftungsverhältnisse von Kellerräumen im Sommer

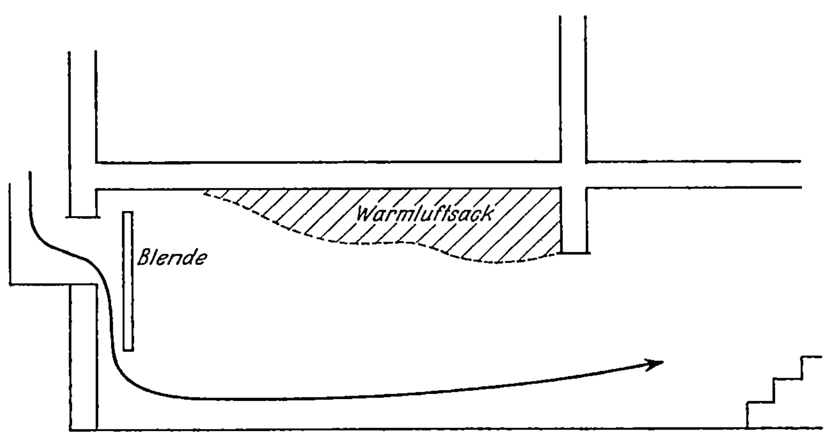

Abb. 26. Lüftungsverhältnisse im Winter (mit Zugluftblende)

Legende:

Die einströmende, regelrecht herabfallende kalte Luft bewirkt selbst bei nur teilgeöffnetem Fenster einen derart starken Luftaustausch, d. h. Zugluft, daß es ratsam ist, eine Blende anzubringen.

Die beiden letzten Bilder veranschaulichen, wie, besonders bei warmen Außenluftverhältnissen, nur ein sehr geringer Spüleffekt erzielt werden kann, der entzündbare Schwaden nicht ausreichend verteilt bzw. ableitet. Auch aus diesem Grunde sollten alle sonstigen Vorbeugungsmaßnahmen gewissenhaft beachtet werden.

4. Lagerung und Umgang mit zündfähigen Stoffen

Auch hier gelten die unter C 1 gemachten grundsätzlichen Vorbemerkungen, daß
1. Aufbewahrungsräume für solche Stoffe in ihrer gesamten Ausdehnung einem Gefahrenbereich nach A 5.3 entsprechen.
2. Flaschen mit verdichteten bzw. verflüssigten Gasen nicht gemeinsam mit zündfähigen Flüssigkeiten gelagert werden dürfen.
Für Lagerung, Umgang und Anschließen bzw. Austausch von Gasflaschen gelten sinngemäß die unter C 2.2 bis 2.4 beschriebenen Maßnahmen; für zündfähige flüssige Stoffe sinngemäß die unter C 3.2 (und C 4) beschriebenen.

F. Wichtigste in- und ausländische Vorschriften, Verordnungen, Normblätter und Richtlinien

1. Anlagen zur Lagerung, Abfüllung und Verwendung brennbarer Flüssigkeiten zu Lande (VbF).
   Verordnung über Errichtung und Betrieb der Anlagen vom 18. 2. 1960.
   Grundsätze zur Durchführung der Polizeiverordnung von 1930/31.
   Bemerkungen zur Verordnung von Dr.-Ing. H. Freytag, Karl Heymanns Verlag 1960, Köln-Berlin.
2. DIN 477: 11.63 Gasflaschenventile
   Bl. 1 — Bauformen, Baumaße, Anschlüsse, Gewinde. Anschlüsse Nr. 15.1—15.8 (Pin-Index-System) entspr. d. amerikanischen Norm ASA B 57.1-1958 und der britischen Norm B.S. 1319: 1955.
   Bl. 2 — Technische Lieferbedingungen.
   Bl. 3 — Begriffe und technische Daten für in Gasflaschen beförderte Gase.
   Beuth-Vertrieb, 1 Berlin 15, Uhlandstr. 175.
3. DIN 1946: 4.60 Lüftungstechnische Anlagen (VDI — Lüftungsregeln).
   Bl. 1 — Grundregeln.
   Bl. 4 — Lüftung in Krankenanstalten
4. DIN 51755: 12.58 Prüfung flüssiger Brennstoffe.
   Bestimmung des Flammpunktes im geschlossenen Tiegel n. Abel-Pensky.
5. DIN 51758: 5.9 Prüfung flüssiger Brennstoffe
   Bestimmung des Flammpunktes im geschlossenen Tiegel n. Pensky-Martens.

6. DIN 51794: 7.61 Prüfung von Mineralölkohlenwasserstoffen
   Bestimmung der Zündtemperatur (In Anlehnung an die ASTM-D
   286-58 T Tentative Method of Test for Autogenous Ignition Tempera-
   tures of Petroleum Products).
7. DIN 51953: 12.60 Prüfung von Fußbodenbelägen
   Prüfung der Ableitfähigkeit für elektrostatische Ladungen.
8. Druckgas-Bestimmungen
   Vereinigung der Technischen Überwachungsvereine e. V. Essen, Karl
   Heymanns Verlag 1963, Köln—Berlin, Beuth-Vertrieb 1963, Berlin—
   Köln—Frankfurt.
9. Richtlinien zur Prüfung von Filtern für die Lüftungs- und Klimatechnik
   (Zuluftfilter zur Abscheidung von festen oder flüssigen Verunreinigungen der Luft), Staubforschungsinstitut des Hauptverbandes der Ge-
   werblichen Berufsgenossenschaften e. V. Bonn (1961).
10. Statische Elektrizität
    Richtlinie Nr. 4 der Berufsgenossenschaft der Chemischen Industrie
    (1960), Verlag Chemie, Weinheim/Bergstr.
11. Unfallverhütungsvorschrift
    Anstalten zur Behandlung, Pflege und sonstigen Betreuung von Kran-
    ken und Siechen (1956), Berufsgenossenschaft für Gesundheitsdienst
    und Wohlfahrtspflege, Hamburg 6, Schäferkampsallee 24.
12. Unfallverhütungsvorschrift
    Medizinische Laboratoriumsarbeiten (1956), Berufsgenossenschaft für
    Gesundheitsdienst und Wohlfahrtspflege, Hamburg.
13. VDE 0100/3.57 Vorschriften nebst Ausführungsregeln für die Errich-
    tung von Starkstromanlagen mit Betriebsspannungen unter 1000 V,
    VDE-Verlag, Berlin 12 (Charlottenburg).
14. VDE 0107/.... Bestimmungen für das Errichten und Instandsetzen
    elektrischer Anlagen in medizinisch genutzten Räumen.
15. VDE 0165/8.60 Vorschriften für die Errichtung elektrischer Anlagen in
    explosionsgefährdeten Betriebsstätten.
16. VDE 0170 und 0171/4.44 (Neudruck 1952) Vorschriften für schlagwet-
    ter- und explosionsgeschützte elektrische Betriebsmittel.
17. VDE 0750/7.57 Vorschriften für elektromedizinische Geräte, Teil 1—14.
18. ASA B 57.1-1958 American Standard, Compressed Gas Cylinder Valve
    Outlet and Inlet Connections, American Standards Association, 70 East
    45th Street, New York 17, N.Y. USA.
19. British Standard 1319: 1955 Medical Gas Cylinders and Anaesthethic
    Apparatus, British Standards Institution, Brit. Stand. House, 2 Park St.,
    London W 1, England.
20. B.S. 2050: 1958 Electrical Resistance of Conductive and Anti-Static
    Rubber Products.
21. B.S. 2506: 1954 Anti-Static Rubber Footwear for Use in Hospitals.

22. B.S. 2891: 1957 Operating Table Covers or Pads of Cellular Rubber.
23. B.S. 3187: 1959 Electrically Conducting Rubber Flooring.
24. B.S. 3353: 1961 Specification for Anaesthetic Breathing Bags made of Anti-Static Rubber.
25. B.S. 3398: 1961 Specification for Anti-Static Rubber Flooring.
26. Report of a Working Party on Anaesthetic Explosions
Brit. Minist. of Health (1956), Her Majesty's Stationery Office, York House, Kingsway, London W. C. 2, England.
27. NFPA No. 56 (1958) Recommended Safe Practice for Hospital Operating Rooms
Nat. Fire Protect. Association, 60 Batterymarch St., Boston 10, Mass. USA.
28. NFPA No. 565 (1956) Standards for Nonflammable Medical Gas System, Nat. Fire Prot. Assn.

G. Schrifttum

[1] ADLUNG, A., H. KOCH und J. RAHN: Zbl. allg. Path. path. Anat. 100, 209 (1959).
[2] ADRIANI, J.: The Pharmacology of Anesthetic Drugs. Springfield: Charl. C. Thomas Publ. 1960.
[3] ALFIÉRI, R.: Acta Inst. Anesth. VII, 239 (1958).
[4] AMIOT, L.: Cah. Anesth. 7, 477 (1960).
[5] BARTON, J.: Mod. Hospital 86, 51 (1956).
[6] BAUMANN, E.: Helv. chir. Acta 19, 297 1952).
[7] — Veska 4, 177 (1953).
[8] BECKER, G. L.: Surg. Gynec. Obstet. 97, 463 (1953).
[9] BEECHER, H. K.: Physiology of Anesthesia. New York: Oxford Univ. Press 1938.
[10] — in: Fundamentals of Anesthesia. Chicago: American Medical Association Press (1942).
[11] BERGNER, R., and Ch. THEIS: Anesthesiology 17, 751 (1956).
[12] BITTERLI, E.: Bull. Ass. suisse électr. 48, 221 (1957).
[13] BOVAY, Ch., und E. PINKAS: Anaesthesist 3, 200 (1954).
[14] Brit. Minist. of Health. Anesth. Explos. Report of a Working Party 1956.
[15] BROWN, G. K.: Canad. Anaesth. Soc. J. 7, 297 (1960).
[16] BULLOUGH, J.: Lancet I, 798 (1954).
[17] BURGOYNE, J. H.: Research 2, 512 (1949).
[18] CARTER, H.: Amer. J. Surg. 84, 514 (1952).
[19] CASSUTO, A.: J. Urol. Néphrol. 22, 263 (1926).
[20] CAWKWELL, W. J.: N. Z. med. J. 55, 152 (1956).
[21] CILIBERTI, J., and PAUL M. WOOD: Amer. J. Surg. 83, 527 (1952).
[22] COLEBROOK, L.: Triangel (De.) III, 190 (1958).

Schrifttum

[23] CONRAD, D.: Bundesgesundheitsblatt 6, 139 (1963).
[24] COWARD, H. F., and G. W. JONES: U.S. Bureau of Mines Bull 503 (1952).
[25] DIENSBERG, J.: Elektropost 19, 363 (1952).
[26] DÖDERLEIN, R.: Elektr. Prüfamt 3, München (persönl. Mitteilung).
[27] DRÜNER, L.: Dtsch. med. Wschr. 55, 527 (1929).
[28] DUBOST, G., J. MATHIEU, A. DURANTEAU, G. ROLLIN et G. THOMERET: Mém. Acad. Chir. 83, 717 (1957).
[29] EAST, T.: Lancet 2, 252 (1934).
[30] EFFENBERGER, E.: Münch. med. Wschr. 105, 1412 (1963).
[31] — Berufsdermatosen 11, 270 (1963).
[32] EHLERS, G.: Dtsch. Z. Chir. 255, 485 (1942).
[33] EVERETT, M. A., C. K. DORAN, H. D. EVERETT, and J. H. ANGLIN JR.: J. Amer. med. Ass. 184, 3, 205 (1963).
[34] FEATHERSTONE, H. W.: Proc. Roy. Soc. Med. 25, 199 (1931/32).
[35] FLAGG, P. J.: Arch. Otolaryng. 25, 83 (1937).
[36] FORGÁCS, I., und I. ORBÁN: Anaesthesist 9, 357 (1960).
[37] FREDETTE, V.: klima-technik 10, 14 (1960).
[38] FREY, R., W. HÜGIN, und O. MAYERHOFER: Lehrbuch der Anaestesiologie. Berlin—Göttingen—Heidelberg: Springer 1955.
[39] FREYTAG, H.: Raumexplosionen durch Elektrische Anlagen. Weinheim/Bergstraße — Berlin: Verlag Chemie 1949.
[40] GALLEY, A. H.: Brit. J. Anesth. 26, 189 (1954).
[41] GAUSS, C. J., und C. MARGRAF: Dtsch. med. Wschr. 59, 597 (1933).
[42] GÖPEL, H.: Chirurg 30, 529 (1959).
[43] GRAMLING, Z. W., and P. P. VOLPITTO: Anesthesiology 24, 194 (1963).
[44] GRAWERT, E. VON: Krankenhaus 49, 280 (1957).
[45] GREENE, B. A.: Anesthesiology 2. 144 (1941).
[46] — Amer. J. Roentgenol. 40, 737 (1941).
[47] — Surg. Gynec. Obstet. 74, 259 (1942).
[48] — Surg. Gynec Obstet. 74, 895 (1942).
[49] — Anesthesiology 13, 203 (1952).
[50] GRESSER, A.: Vorträge aus der Praktischen Chirurgie — 61. Heft. Stuttgart: Ferd. Enke-Verlag 1961.
[51] GROLL, R.: Gemeinde-Unfallversicherung 11, 41 (1959).
[52] GUEDEL, A. E.: Inhalation Anesthesia. New York: The Macmillan Co. 1937.
[53] — Inhalation Anesthesia: Fundamental Guide. New York: The Macmillan Comp. 1952.
[54] GUEST, P. G., V. W. SIKORA, and B. LEWIS: U.S. Bureau of Mines, Report of Investigations 4833 (1952).
[55] — — — U.S. Bureau of Mines Bull. 520 (1953).
[56] GUILLOTTE, J.: Ref. in Zorg. ges. Chir. 158, 311 (1960).
[57] HAAS, H. B., et al.: Anesthesiology 1, 31 (1940).
[58] HAGELSTEN, J., und H. NOLTE: Anaesthesist 12, 358 (1963).
[59] HARDER, H. J.: Krankenhaus 47, 126 (1955).
[60] — Krankenhaus 49, 74 (1957).
[61] — Gesundheits-Ingenieur 79, 161 (1958).
[62] — Eigene Sammlung.
[63] HASLER, J. K.: Practitioner 140, 270 (1938).
[64] HEIDELBERG, E.: Physikalisch-Technische Bundesanstalt (persönl. Mitteilung).
[65] —, und G. SCHÖN: Die Berufsgenossenschaft, Heft 10 (1958).
[66] — — Arbeitsschutz, Heft 10 (1960).
[67] HENDERSON, Y.: J. Amer. med. Ass. 94, 1491 (1930).

[68] Hewer, C. L.: Recent Advances in Anesthesia and Analgesia (Incl. Oxygen Therapy). Philadelphia: Blakiston Comp. 1937.
[69] — Monographie 1944 zit. in Killian-Weese „Die Narkose" S. 515. Stuttgart: Thieme-Verlag 1954.
[70] —, and J. A. Lee: Recent Advances in Anesthesia and Analgesia. London: Churchill 1957.
[71] Hickcox, C. B., and J. B. B. Lovell: Hospitals 42, 57 (1950).
[72] Hingson, Rob. A.: J. Amer. med. Ass. 156, 604 (1954).
[73] Hossli, G.: Anaesthesist 12, 136 (1963).
[74] Hubbel, D. S.: Mod. Hosp. 75, 122 (1950).
[75] Hudon, F., A. Jaques, and P. A. Boivin: Canad. Anesth. Soc. J. 5, 403 (1958).
[76] Huebner, W. O.: Gesundheitspolitik 2, 356 (1960).
[77] Hügin, W.: Anaesthesist 1, 46 (1952).
[78] Imo, K.: Anaesthesist 3, 283 (1954).
[79] Jellinek, St.: Med. Klinik 22, 249 (1926).
[80] — Wie. klin. Wschr. 49, 837 (1936).
[81] Jones, G. W., R. E. Kennedy, and G. J. Thomas: U.S. Bureau of Mines, Report of Investigations 3511 (1940).
[82] —, and G. J. Thomas: Anesthesiology 2, 138 (1941).
[83] —, and R. E. Kennedy: U.S. Bureau of Mines, Report of Investigations 3908 (1946).
[84] Jones, C. S., A. Faulconer jr., and E. J. Baldes: Anesthesiology 11, 562 (1950).
[85] Jordan, O.: Schmerz — Narkose — Anaesthesie 7, 1 (1934).
[86] Jost, W: Diffusion und chemische Reaktion in festen Stoffen. Dresden: Steinkopff-Verlag 1937.
  — Explosions- und Verbrennungsvorgänge in Gasen. Berlin: Springer 1939.
[87] — Explosion and Combustion Processes in Gases. New York: McGraw-Hill Book Co., Inc. 1946.
[88] Kanz, E.: Hospitalismus-Fibel. Stuttgart: W. Kohlhammer-Verlag 1964.
[89] Keating, V.: Anaesthetic Accidents. London W 1: Lloyd-Luke Ltd. 1961.
[90] Kebbel, W.: Elektromedizin 2, 129 (1957).
[91] Klensch, H., U. Gött, und B. Felderhoff: Anaesthesist 10, 161 (1961).
[92] Klimpel, K.: Zbl. Chir. 86, 157 (1961).
[93] Koeppen, S.: Elektromedizin 2, 162 (1957).
[94] —, und F. Panse: Klinische Elektropathologie. Stuttgart: Georg Thieme-Verlag 1955.
[95] Kretschmer, H. L.: J. Amer. med. Ass. 103, 1144 (1934).
[96] Krüger, W., und F. Roedler: Gesundheits-Ingenieur 83, 190 (1962).
[97] Kubicek, F.: Elektromedizin 3, 229 (1958).
[98] Kupke, R.: Dtsch. Gesundh.-Wes. 14, 2157 (1959).
[99] Laeseke, M.: Zbl. Chir. 53, 2966 (1926).
[100] Lawrence, J. S., and E. K. Bastress jr.: Anesthesiology 20, 192 (1959).
[101] Lewis, K. G.: J. int. Coll. Surg. 28, 724 (1957).
[102] Lewis, B., and G. von Elbe: Combustion, Flames and Explosions of Gases. New York: Academic Press Inc. 1951.
[103] Liebermann, W.: Rev. Gastroent. 11, 259 (1944).
[104] Liese, W.: Gesundheits-Ingenieur 79, 289 (1958).
[105] Loebell, H.: Dtsch. med. Wschr. 84, 1454 (1959).
[106] Lorhan, P.-H., and R. C. Webster: Anesthesiology 10, 229 (1949).
[107] Lotheisen, G.: Zbl. Chir. 54, 514 (1927).
[108] Lowburry, E. J. L., and H. A. Lilly: J. Hyg. 56, 169 (1958).

[109] LUNDY, J. S.: Clinical Anesthesia. Philadelphia and London: W. B. Saunders 1932.

[110] LYCHOU, D. zit. bei: SÖDERBAUM, C.: Bull. schweiz. elektrotechn. Ver. 43, 110 (1952).

[111] MACINTOSH, Sir R., W. W. MUSHIN, and H. G. EPSTEIN: Physics for the Anesthetist. Oxford: Blackwell 1952.

[112] McCARDIE, W. J.: Proc. roy. Soc. Med. 14, 34 (1921).

[113] MANNHEIMER, W. H.: Anesthesiology 14, 99 (1953).

[114] MILLER, G. L. JR., and W. H. L. DORNETTE: Anesth. Analg. Curr. Res. 40, 232 (1961).

[115] MORGAN, J. D.: Proc. roy. Soc. Med. (Sect. Anaesth.) 25, 5 (1931).

[116] MOUTIER, M. F., zit. bei: BECKER, G. L.: Surg. Gyn. Obst. 97, 463 (1953).

[117] NABERT, K., und G. SCHÖN: Sicherheitstechnische Kennzahlen brennbarer Gase und Dämpfe. Berlin: Deutscher Eichverlag 1963.

[118] NAVA, B. L., and Th. F. McDERMOTT: J. Amer. med. Ass. 174, 2023 (1960).

[119] NEWCOMER, H. S.: Anesth. Analg. Curr. Res. 19, 58 (1940).

[120] NICHOLSON M. J., and R. B. ORR: Surg. Clin. N. Amer. 37, 783 (1957).

[121] OEHLECKER, F. Zbl. Chir. 13, 774 (1926).

[122] ORR, R. B.: Surg. Clin. N. Amer. 30, 751 (Lahey Clin. Number, June 1950).

[123] OTTE, H.-J.: Bekleidungsmedizin 3, 17 (1963).

[124] PFLEIDERER, Ad.: Schmerz-Narkose-Anaesthesie 4, 145 (1931).

[125] PINSON, K. B.: Brit. med. J. II, 3634, 312 (1930).

[126] RAMA RAO, K. R.: Armed Forces med. J. India 2, 60 (1963).

[127] RATSCHOW, M. zit. bei: KOEPPEN, S., Elektromedizin 2, 133 (1957).

[128] RAVENTOS, J., and L. DEE: Brit. J. Anaesth. 31, 46 (1959).

[129] REMUND, M. H., und S. WEHRLI: Schweiz. med. Wschr. 69, 660 (1939).

[130] RIMARSKI, W.: Z. angew. Chem. 38, 409 (1925).

[131] —, und J. NOACK: Autogene Metallbearb. 33, 69 (1940).

[132] RITTER, F.: Ann. Phys. (4) 14, 118 (1904).

[133] —, und W. RIMARSKI: Münch. med. Wschr. 75, 314 (1928).

[134] ROBBINS, B. H.: Cyclopropane Anaesthesia. 2nd. Ed. Baltimore: The Williams and Wilkins Co. 1958.

[135] ROEDLER, F.: Zbl. Bakt., I. Abt. Ref. 70, 165 (1957).

[136] — In: Wärmephysiologische und hygienische Grundlagen. H. Rietschels Lehrbuch der Heiz- und Lüftungstechnik. Berlin-Göttingen-Heidelberg: Springer 1960.

[137] RUGE, E.: Chem. Zbl. 7, 347 (1862).

[138] SADOVE, M. S., R. C. BALAGOT, and H. W. LINDE: Anesthesiology 17, 591 (1956).

[139] SEEMEN, H. VON: Allgemeine und spezielle Elektrochirurgie. Berlin: Springer (1932).

[140] — Langenbecks Arch. klin. Chir. 284, 536 (1956).

[141] SINGER, L.: Path. Inst., Städt. Krankenhaus München-Schwabing.

[142] SÖDERBAUM, C. E.: Bull. schweiz. elektrotechn. Ver. 43, 110 (1952).

[143] SOMMERER, I., und J. GRAETZ: Krankenhausarzt, 31, 5 (1958).

[144] SUHR, H.: Elektronorm 10, 88 (1956).

[145] — Physikalisch-Technische Bundesanstalt. Persönl. Mitteilungen.

[146] SCHMELCHER, R.: Dtsch. med. Wschr. 86, 1403 (1961).

[147] SCHMID-ÜBERREITER, E.: Med. Klin. 49, 1438 (1954).

[148] SCHÖN, G.: Physikalisch-Technische Bundesanstalt. Persönl. Mitteilung.

[149] SCHRÖDER, H.: Dräger-Hefte 172, 2569 (1934).

[150] —, und Th. C. NEFF: Schmerz-Narkose-Anaesthesie 6, 103 (1934).

[151] (Königl.) Schwed. Medizinalverw.: Rundschrb. Nr. 63 (1957).

Schrifttum

[152] SCHWEITZER, H. W., and P. M. WOOD: Amer. J. Surg. 84, 14 (1953).
[153] SCHWENKHAGEN, H.: Melliand Textilberichte 34, 1182 (1953).
[154] STEPHENS, K. F.: Anaesthesist 12, 133 (1963).
[155] STEPHENS, K. F., and J. G. BOURNE: Lancet II, 481 (1960).
[156] THOMAS, G. J.: ASA* News Letter Vol. 15 No. 1 p. 14 (1951).
[157] — ASA News Letter Vol. 15 No. 2 p. 8 (1951).
[158] — ASA News Letter Vol. 15 No. 9 p. 12 (1951).
[159] — ASA News Letter Vol. 15 No. 10 p. 20 (1951).
[160] — ASA News Letter Vol. 16 No. 10 p. 30 (1952).
[161] — ASA News Letter Vol. 16 No. 12 p. 20 (1952).
[162] — ASA News Letter Vol. 17 No. 2 p. 16 (1953).
[163] — ASA News Letter Vol. 18 No. 4 p. 18 (1954).
[164] — ASA News Letter Vol. 18 No. 5 p. 22 (1954).
[165] — ASA News Letter Vol. 18 No. 7 p. 30 (1954).
[166] — ASA News Letter Vol. 18 No. 9 p. 22 (1954).
[167] — ASA News Letter Vol. 19 No. 1 p. 16 (1955).
[168] — ASA News Letter Vol. 19 No. 2 p. 22 (1955).
[169] — ASA News Letter Vol. 19 No. 5 p. 18 (1955).
[170] — ASA News Letter Vol. 19 No. 7 p. 18 (1955).
[171] — ASA News Letter Vol. 19 No. 8 p. 14 (1955).
[172] — ASA News Letter Vol. 19 No. 11 p. 12 (1955).
[173] — ASA News Letter Vol. 20 No. 4 p. 20 (1956).
[174] — ASA News Letter Vol. 20 No. 5 p. 25 (1956).
[175] — ASA News Letter Vol. 20 No. 12 p. 32 (1956).
[176] — ASA News Letter Vol. 20 No. 12 p. 33 (1956).
[177] — Industr. Med. Surg. 20, 509 (1951).
[178] —, and G. W. JONES: Anesth. Analg. Curr. Res. 20, 121 (1941).
[179] UHL, J. W., H. M. LIVINGSTONE, and K. S. TING: Anesthesiology 10, 479 (1949).
[180] VILLGEROT, W., M. HÜPER, J. ZWEININGER, K. KLIMPEL, und G. BURGHART: zit. in: Bekleidungsmedizin 3, 1 (1963).
[181] VIRTUE, R. W., et al.: Anesthesiology 24, 217 (1963).
[182] VOLKMANN, J.: Zbl. Chir. 81, 2035 (1956).
[183] WIEMERS, K.: Dtsch. med. Wschr. 82, 1736 (1957).
[184] WOODBRIDGE, P. D.: J. Amer. med. Ass. 113, 2308 (1939).
[185] — Anesth. Analg. Curr. Res. 19, 5 (1940).
[186] —, J. W. HORTON, and K. CONNELL: J. Amer. med. Ass. 113, 740 (1939).
[187] WOODWARD, N. W. ref. in: Zorg. ges. Chir. 164, 301 (1961).

---

* American Society of Anesthesiologists, 515 Busse Highway, Park Ridge, Illinois 60068.